Intervallfasten Bibel für Frauen!
Mit 222 gesunden Rezepten
zur Traumfigur

Das Ende komplizierter Diäten +
Das große Rezept & Kochbuch

Das 2in1 Buch

um abzunehmen & langfristig Gewicht zu verlieren

Bonus:

- Ernährungsfehler vermeiden und Gewicht langfristig halten mit vielen Tipps

- Mindset – dein Weg zum Erfolg mit Intervallfasten

- 222 leckere, abwechslungsreiche und gesunde Rezepte inkl. Kalorienangaben

2. Auflage
Copyright © 2020 - Mamibody
Alle Rechte vorbehalten

Inhaltsverzeichnis

Bonus

Frühstücks-Rezepte und Snackideen
herzhaft und süß
(inkl. Kalorienangaben)

Vorspeisen und Salate
(inkl. Kalorienangaben)

Suppen und Eintöpfe
(inkl. Kalorienangaben)

Mittag & Abendessen Rezepte
(inkl. Kalorienangaben)

Dessert und Nachspeise Rezepte
(inkl. Kalorienangaben)

Low Carb Rezepte
herzhaft und süß
(inkl. Kalorienangaben)

Vorwort

Dieser Ratgeber mit integriertem großen Kochbuchteil ist das **2in1 Buch** für alle Frauen und auch Mütter, die teure Diätprogramme und Hungerkuren satt haben, die sich bei Ihrer Ernährung nicht einschränken oder sich Lebensmittel verbieten möchten, da der Jojo Effekt dabei bereits vorprogrammiert ist.

Das Intervallfasten nach der 16:8 Methode ist nicht einfach eine Diät, sondern ein Lebensstil und eine Ernährungsform, mit welchem neben einer Gewichtsabnahme noch so viel mehr positive Effekte im Körper hervorgerufen werden können, wie z.b. ein **stabiles Energieniveau, die Regeneration der Zellen und die Kontrolle des Blutzuckerspiegels**. Gleichzeitig werden Heißhungerattacken reduziert, der Blutdruck gesenkt und das Krebsrisiko minimiert.Es ist tatsächlich möglich seine Traumfigur durch das intermittierende Fasten zu erreichen ohne sich dafür zu quälen oder auf etwas verzichten zu müssen.

Ebenfalls kann der Bauchumfang sowie der Fettverlust an Bauch und Hüften durch das Intervallfasten deutlich beschleunigt werde

Wer in der Vergangenheit viele negative Erfahrungen mit Diäten gemacht hat, wird viele Dinge nach dem Lesen dieses Ratgebers anders sehen. Das Intervallfasten und die dadurch im Körper ausgelösten Vorgänge werden ganz genau und verständlich erklärt.

Auch wer bisher der Meinung war, dass das Abnehmen durch einen **eingeschlafenen Stoffwechsel** bedingt nicht möglich war und bereits im Begriff ist aufzugeben, wird durch das Intervallfasten eines Besseren belehrt. Schon bald wird man diese Fastenform nicht mehr missen wollen.

Am Ende des Ratgeber Teils werden Themen behandelt, welche eine wichtige Rolle bei der Umsetzung und Anwendung des neuen Lebensstils haben:

- Ernährungsfehler vermeiden und Gewicht langfristig halten mit vielen Tipps
- Mindset – dein Weg zum Erfolg mit Intervallfasten

Im Kochbuch- und Rezeptteil gibt es **222 leckere, abwechslungsreiche und gesunde Rezepte** aus den Bereichen:

- Frühstück: herzhaft & süße Rezept- und Snackideen
- Mittag- & Abendessen: vegetarisch oder mit Fleisch und Fisch
- Vorspeisen und Salate: leichte Ideen mit unter 500 kcl
- Suppen und Eintöpfe: vegetarisch oder mit Fleisch
- Dessert & Nachspeise: schnelle Ideen kalt oder warm
- Low-Carb Rezepte: Kochideen kohlenhydratreduziert

Alle Rezepte sind **inklusive Kalorienangaben**, übersichtlich gegliedert mit den benötigten Zutaten und der Schritt für Schritt Anleitung zur Zubereitung, versehen.

Auf Bilder wurde weitgehend verzichtet, da diese viel Platz brauchen und meistens keinen Mehrwert beim Zubereiten der Speisen bieten.
Außerdem kann der Buchpreis auf diese Weise gering gehalten werden.

Einleitung

Das Intervallfasten, auch Intermittierendes Fasten genannt, ist eine häufig verbreitete Ernährungsform. Gerade im Fitnessbereich wird diese oft zu einer gewünschten Gewichts- und Körperfettabnahme eingesetzt.
Ebenso verspricht das Fasten vielerlei Vorteile, wie z.B. eine bessere Gesundheit, Zeit- und Geldersparnis.

Beim Schreiben dieses Ratgebers war mir eine klare und detaillierte Struktur sehr wichtig. Gleichzeitig soll das Thema auch einfach und gut verständlich vermittelt werden. Daher werde ich viele Teilbereiche behandeln und Theorie und Praxis verbinden, sodass eine spätere Umsetzung relative einfach fallen sollte.

Ich werde hier auf die Grundlagen sowie die Auswirkungen im Körper eingehen und Schritt für Schritt erklären wie das Intermittierende Fasten funktioniert.

Ich stelle hier die verschiedenen Formen des Fastens vor und erkläre außerdem für wen das Intervallfasten geeignet ist.
Ebenso werden die häufigsten Fehler beim Intermittierenden Fasten behandelt und ich erkläre, weshalb bereits viele Menschen an Diäten gescheitert sind.

Ganz wichtig war mir auch euch wertvolle Tipps gegen Heißhunger mitzugeben um unter anderem vor dem bösen Jojo Effekt zu bewahren.
Ein Beispielplan nach dem 16/8 Prinzip ist ebenfalls in diesem Ratgeber beinhaltet, damit neben dem theoretischen Wissen auch die Umsetzung in der Praxis einfach fällt und man sich an etwas halten und anlehnen kann.

Auf die wichtigsten Fragen und Antworten werde ich gleichermaßen eingehen, sodass viele Missverständnisse und Unklarheiten bereits vor dem Start mit dem Intervallfasten geklärt werden können.

Zum Ende hin habe ich einen Bonus Teil geschrieben. Dort werde ich untere anderem meine 222 liebsten Rezepte mitgeben, die ich in süße und herzhafte Koch- und Snackideen unterteilt habe.

Hier sollte für jeden Geschmack etwas dabei sein, außerdem habe ich auch darauf geachtet, dass die Rezepte recht einfach nach zu kochen sind. Einige Gerichte sind schnell zubereitet, andere etwas zeitintensiver, daher werden auch hier alle auf Ihren Genuss kommen.

Im Bonusteil wird nochmals ein Thema behandelt, was für viele Frauen von Bedeutung ist und auch vor dem Jojo Effekt bewahren soll. Es werde Ernährungsfehler aufgedeckt, sodass das gewünschte und erreichte Gewicht auch langfristig gehalten werden kann.

Auch als Bonusteil integriert, ist das Thema Mindset, deine persönliche Einstellung. Aktuell ist dieses Wort in aller Munde, aber dennoch essentiell wichtig für den langfristigen Erfolg und die Motivation das Vorhaben auch in die Tat umzusetzen.

Für all diejenigen unter euch, die oft unter Zeitmangel leiden oder gestresst sind habe ich noch einige Stresstipps und Selbstliebe Ideen um Kraft und Energie zu tanken.

Ich wünsche viel Spaß beim Lesen und hoffe, dass du mit dem Intervallfasten die richtige Ernährungsform für dich finden kannst.

Grundlagen des Intervallfastens

Das Intervallfasten (auch Intermittierendes Fasten genannt oder unter dem englischen Namen Intermittent Fasting bekannt), ist eine Fastenform, der verschiedene gesundheitsfördernde Wirkungen auf den Stoffwechsel zugeschrieben werden.

Es wird dabei tage- oder stundenweise auf Nahrung verzichtet mit dem Ziel der Gewichtsabnahme.

Im Gegensatz zu anderen Fastenformen wird das Intervallfasten als dauerhafte Ernährungsform angewandt und ist daher keine Diät im eigentliche Sinne, für welche es viele halten.

Die verschiedenen Formen des Intervallfastens unterscheiden sich hinsichtlich der Dauer und Häufigkeit des Nahrungsverzichts.

Warum wird gefastet?

Das Fasten spielt in vielen Religionen eine wichtige Rolle. Bereits die alten Ägypter haben aus religiösen Gründen gefastet.

In der Fastenzeit sollen sich Menschen hauptsächlich auf Ihren Glauben konzentrieren und sich mit Gott verbunden fühlen.

Der Verzicht dient außerdem als eine Art Lehre, den Menschen soll klar werden, dass es keine Selbstverständlichkeit ist immer ausreichend Lebensmittel und Getränke zur Verfügung zu haben.

Das Fasten in den einzelnen Religionen

Im Christentum:
Hier gibt es nur eine Fastenzeit, welche jedes Jahr 40 Tage lang ist, immer vom letzten Karnevalstag bis Ostern. Dabei erinnern sich die Christen an Jesus, der laut der Bibel 40 Tage in die Wüste zum Fasten ging. In dieser Zeit sollen sich die Gläubigen Gutes tun und verzichten.

Im Islam:
Es gibt einen ganzen heiligen Fastenmonat, den Ramadan. Er ist einer der wichtigen Glaubenssätze, eine der „fünf Säulen des Islam" und sollte daher von allen Muslimen eingehalten werden. Er ist heilig, denn in diesem Monat soll der Prophet Mohammed die Religion gegründet haben. Die Regeln für das Fasten sind klar vorgegeben, vom Sonnenaufgang bis zum Sonnenuntergang darf nichts gegessen und getrunken werden. Nachts trifft man sich um gemeinsam zu essen.

Im Judentum:
Es gibt mehrere Feiertage, an denen für kurze Zeit gefastet wird. Einer der strengsten ist der wichtige Feiertag „Jom Kippur". An diesem Tag dürfen alle Gläubigen nichts essen und trinken, aber auch nicht duschen oder arbeiten, um sich komplett auf den Glauben zu konzentrieren.

Im Buddhismus:
Hier wird ohne feste Regeln und Zeiten gefastet. Generell fasten Gläubige und essen weniger , weil sie sich so besser auf das Meditieren konzentrieren können. Eine wichtige Zeit der Meditation und somit des Fastens ist zum Beispiel die dreimonatige Regenzeit „Vassa".

Im Hinduismus:
Auch hier wird gefastet. Traditionell fasten die Hinduisten immer am elften Tag nach Neumond und nach Vollmond. Man kann außerdem an Feiertagen für bestimmte Götter fasten um deren Hilfe zu erbitten.

Was ist Intervallfasten?

Das Intervallfasten ist die Bezeichnung für eine Ernährungsform, bei der ständig, in einem bestimmen Rhythmus, zwischen Zeiten der normalen Nahrungsaufnahme und des Fastens gewechselt wird.

Beim intermittierenden Fasten folgen auf Zeitabschnitte ohne Nahrungsaufnahme Phasen mit normaler Ernährung.
Der Rhythmus zwischen normaler Nahrungsaufnahme und Fasten ist dabei konstant.

Intervallfasten oder Teilzeitfasten genannt – ist keine Fastenkur im klassischen Sinne. Stattdessen wechseln sich Phasen, in denen normal gegessen wird, mit Phasen des kompletten Verzichts ab
In der Fastenperiode wird üblicherweise komplett auf feste Nahrung verzichtet und eine Flüssigkeitsaufnahme geschieht nur in Form von Wasser und ungesüßten Getränken, wie z.B. Tee oder schwarzem Kaffee.

Eine Art des Intervallfastens besteht darin, dass sich der Wechsel zwischen Fasten- und Nahrungsaufnahmeperioden innerhalb eines Tages vollziehen. Hierbei wird häufig die **16/8 Methode** angewandt. Dabei wird erst nach einer 16-stündigen Nahrungspause eine 8-stündige Phase der Essensaufnahme eingeleitet.
Unter Miteinbeziehung der Nachtruhe und dem Ausfall des Frühstücks oder des Abendessens lässt sich dieses Verfahren ohne größere Umstellungen in den Alltagsablauf integrieren, da die Ernährung nicht umgestellt werden muss.

Beim Tagesrhythmus-Intervallfasten werden auch Varianten mit noch längeren Nahrungsaufnahmepausen durchgeführt, wie z.B. 18/6 oder 20/4.
Diese Art zu essen soll es möglich machen, von vielen Vorteilen des Fastens zu profitieren, ohne dass dabei Heißhunger oder Schwächegefühle aufkommen. Für die meisten Menschen, ist aber die Gewichtsabnahme der wichtigste Punkt.
Auch wird das Intermittierende Fasten häufig als der Schlüssel zur Traumfigur und ewiger Gesundheit angepriesen.

Die Geschichte des Intervallfastens

Unsere Gene haben sich in den letzten Zehntausenden von Jahren nicht verändert. Das ist ein großer Vorteil für das moderne Heilfasten. Die Menschen früher haben nicht regelmäßig gegessen. Essen gab es nach einer erfolgreichen Jagd oder Ernte. Ende des Winters und zu Beginn des Frühlings gingen die Nahrungsmittel zu Ende. Den Menschen blieb nichts anderes übrig, als den Gürtel enger zu schnallen, also zu fasten. Dieses biologische Fastenprogramm ist in unseren Genen gespeichert.

In der Steinzeit geschah das Fasten eher unfreiwillig, Nahrung stand nicht ständig und überall zur Verfügung. Daher ist unser Organismus darauf eingestellt und nutzt die "Hunger-Zeiten" produktiv. Unser Körper verarbeitet in dieser Zeit seine Reserven und ist zudem besonders fit und wachsam. Voraussetzungen, die besonders bei der Jagd wichtig sind.

Formen von Intervallfasten – welche Arten gibt es?

Es gibt insgesamt **6 Arten des Intervallfastens**. Im folgenden Abschnitt werdet ihr einen Einblick in diese Varianten erhalten und gleichzeitig erfahren, welche die Beste und Beliebteste ist.

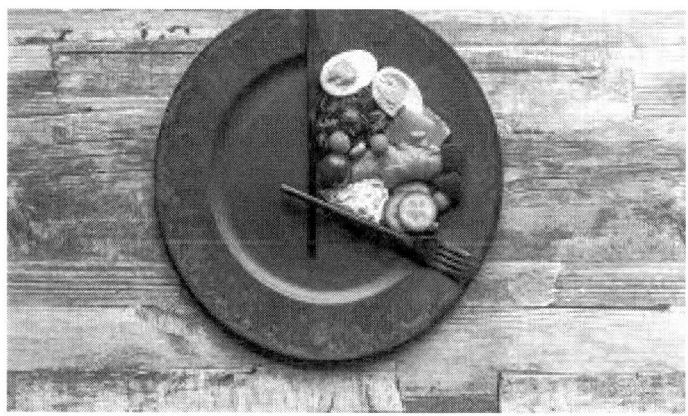

Intervallfasten 16/8: Faste für 16 Stunden jeden Tag

Die 16/8-Intervallfasten-Methode ist wohl die **beliebteste und einfachste Variante** des Intervallfastens.
Bei dieser Methode beschränkt sich das tägliche Zeitfenster, in dem du Nahrung zu dir nimmst auf 8 Stunden täglich, in den restlichen 16 Stunden wird gefastet, also nichts gegessen.

Innerhalb dieses Zeitfensters kannst du 2-3 Mahlzeiten zu dir nehmen.
Diese Variante ist relativ einfach anzuwenden, da im Normalfall einfach das Frühstück ausgelassen wird und das Abendessen die letzte Mahlzeit bildet.
Die Essenszeiten sind variabel, aber es hat sich als optimales Zeitfenster für die meisten Menschen 12-20 Uhr durchgesetzt.
Da die Schlafenszeit mit eingerechnet wird, ist die „Hungerphase" oder besser gesagt Fastenphase nicht allzu lange und der Körper stellt sich relativ schnell darauf ein.

Für Menschen, die morgens immer hungrig sind und einfach gerne frühstücken, kann es anfangs schwierig sein, sich daran zu gewöhnen. Es wird daher empfohlen morgens direkt eine Tasse schwarzen Kaffee zu trinken. Dieser ist beim Intervallfasten erlaubt, da er den Insulinspiegel nicht ansteigen lässt.
Generell sollte darauf geachtet werden, dass der Körper mit ausreichend Flüssigkeit versorgt wird, daher ist es auch empfehlenswert seinen Magen mit Wasser oder Tee zu füllen.

Da nur 2-3 Mahlzeiten aufgenommen werden, ist es sehr wichtig, dass diese Mahlzeiten vor allem aus gesunden Lebensmittel wie z.B. reichlich Obst und Gemüse bestehen. Das Intermittierende Fasten wird nicht funktionieren, wenn diese Fastenform als Freifahrtschein zur Aufnahme von Junk Food und übermäßig vielen Kalorien genutzt wird.

Wie auch bei einer Diät wird eine dauerhafte Gewichtsabnahme nur möglich sein, wenn dem Körper weniger Nahrung zugeführt wird, als dass er verbraucht → **Kaloriendefizit**

5-zu-2-Intervallfasten: Faste an 2 Tage pro Woche

Das **5:2-Intervallasten** (auch 5:2 Diät genannt) ist eine Variante des Intervallfastens, bei der man normalerweise an 5 Tagen der Woche isst, während man an **zwei Tagen der Woche die Kalorien auf 500-600 Kalorien beschränkt**.

An zwei Tagen in der Woche sollten Frauen täglich lediglich 500 Kalorien zu sich nehmen, bei Männern sind 600 Kalorien erlaubt.
So kann an fünf Tagen in der Woche ganz normal gegessen werden. Ein Verzicht ist also nicht nötig. Es sollte dennoch auch auf frische und eiweißreiche Lebensmittel geachtet werden, denn ohne Proteine baut der Körper an den Fastentagen Muskeln ab und der Grundumsatz sinkt: Wir verbrauchen weniger Energie – und nehmen schneller wieder zu.

Man sollte bereits zu Beginn für sich zwei Tage fest legen, an denen diese geringe Kalorienmenge eingehalten wird. An diesen Tagen werden die Kalorien dann auf zwei „Mahlzeiten" verteilt, z.B. 250 kcl und nochmals 250 kcl.

Die 5:2 Diät verspricht

- einen schnelleren und gesünderen Gewichtsverlust als bei einer Diät, bei der es täglich gilt, Ernährungspläne einzuhalten.
- positive Nebeneffekte wie Senkung des Blutdrucks und Schutz vor Diabetes
- mehr Energie und Wohlbefinden

500 Kalorien für den ganzen Tag hört sich zunächst sehr wenig an. Aber es gibt viele leckere Rezepte, die den Nährstoffbedarf decken und gut sättigen.

24-Stunden-Diät: 1-2 mal pro Woche für 24-Stunden fasten

Bei der 24 Stunden Diät wird wie der Name schon sagt, für einen ganzen Tag gefastet. Diese Variante kann 1-2 mal wöchentlich durchgeführt werden.

Die 24 Stunden Diät ist ein neues Konzept, dass von Experten entwickelt wurde, um effektiv bis zu zwei Kilo in 24 Stunden abzunehmen.

Der Beginn der Fastenpause ist bereits schon am Vorabend des Diättags mit dem Training zum Entleeren der Kohlenhydratspeicher, um den Stoffwechsel auf Fettverbrennung zu programmieren.

Dieses Blitzdiät-Konzept ist das Erste, das wirklich funktioniert und nicht den Jo-Jo-Effekt an triggert.

Wasser, Kaffee und andere kalorienfreie Getränke sind während der Fastenzeit erlaubt, aber keine feste Nahrung.

Schnell abnehmen kann man mit vielen Diäten, doch erstens verliert man dabei hauptsächlich Wasser und Muskelmasse. Zweitens sind die mühsam abgehungerten Pfunde meist ganz schnell wieder drauf. Und mit ihnen kommen Extrapfunde, die vorher nicht da waren, weil Crashdiäten den Stoffwechsel ungünstig beeinflussen.

Diese Probleme, treten bei der 24 Stunden Diät nicht auf, denn sie ist auf maximale Fettverbrennung ausgerichtet. Dafür sorgt eine ausgeklügelte Kombination aus Training und extrem eiweißreichen Lebensmitteln. Daher empfiehlt sich diese Methode hauptsächlich, für Sportler oder Fitnessbegeisterte.

Basis des 24 Stunden Diät Programms ist ein intensives Training, bei dem die Kohlenhydratspeicher möglichst vollständig geleert werden sollen. Nach diesem Training setzt sofort eine erhöhte Fettverbrennung ein – und steigt während der Diät auf ein Maximalniveau.

Sobald diese Variante des Fastens gewählt wird, sollte darauf geachtet werden am letzten Tag der Nahrungsaufnahme ganz normal zu essen, auf keinen Fall, nur weil bis zum Folgetag nichts gegessen werden darf. Auch hier gilt das Gleiche Prinzip wie auch überall, sobald der Körper im **Kalorienüberschuss** ist, wird keine Gewichtsabnahme statt finden.

Für die meisten Menschen ist ein kompletter Verzicht für 24 Stunden Anfangs relativ schwierig, daher kann auch zuerst leicht eingestiegen werden, indem z.B. zuerst einmal 14-16 Stunden gefastet wird. Das Zeitfenster kann dann weiter ausgedehnt werden.

10-in-2-Methode: Faste jeden zweiten Tag

Die 10-in-2-Methode besagt, dass jeden zweiten Tag gefastet wird. Wie bei der 5 zu 2 Diät sind hier täglich 500 Kalorien erlaubt.
Diese Methode wird allerdings nur bereits Intervallfastenden empfohlen, da es sehr Kräftezehrend ist jeden zweiten Tag auf Nahrung zu verzichten bzw. nur in geringen Mengen aufzunehmen.

Anfängern wird daher in jedem Fall zur 16/8 Methode geraten, da diese recht einfach anzuwenden und gut umsetzbar ist.

Warrior-Diät: Tagsüber fasten – Nachts essen

Der kriegerische Name rührt daher, dass sich angeblich in Vorzeiten die Krieger so ernährt haben.
Das Prinzip hierbei ist relativ einfach: 20 Stunden am Tag wird nicht gegessen oder nur sehr wenig, in den restlichen 4 Stunden, darf der Magen gefüllt werden.

Auch bei der Warrior Diät sollte auf Zucker und Fertigprodukte weitestgehend verzichtet werden.
Hintergrund dieser Ernährungsform ist, dass die Krieger in früheren Zeiten tagsüber keine Zeit zur Nahrungsaufnahme hatten.

Die Fastenzeit ist nicht allzu streng geregelt, denn es ist erlaubt bei sehr großem Hunger zu kleinen Snacks zu greifen, allerdings nur in Form von Obst, Gemüse und Eiweiß und nur in kleinen Portionen von maximal 200 Kalorien.

Sinn der Warrior Diät ist es, auch die Figur eines Kriegers zu bekommen: Muskelaufbau ist das Ziel. Das Problem: Alleine durch Ernährung baut sich kein Muskel auf. Dazu muss er trainiert werden.

Mahlzeiten auslassen

Die letzte Möglichkeit ist die simpelste: Mahlzeiten werden ausgelassen, wenn man keinen Hunger verspürt oder keine Zeit hat sich etwas zu Essen zu zu bereiten.

Es ist ein weitverbreiteter Ernährungs-Mythos, dass wir alle paar Stunden essen müssen. Der menschliche Körper ist sehr gut gerüstet, um lange Phasen ohne Nahrungsaufnahme zu bewältigen und ein oder zwei Mahlzeiten aus zu lassen.
Wenn man morgens also keine Lust auf Frühstück verspürt, wird dieses einfach übersprungen und erst zu Mittag etwas gegessen.

Das Überspringen von 1 oder 2 Mahlzeiten ist im Grunde genommen ein spontanes intermittierendes Fasten und hat nur Vorteile. Auch hier sollte darauf geachtet werden, hauptsächlich gesunde und Nährstoffreiche Lebensmittel aufzunehmen.

Intervallfasten – ein Überblick über die wissenschaftliche Studienlage

Das Intervallfasten hat viele Vorteile für die Gesundheit, das belegen zahlreiche Studien.
In einer Studie zum *Zellmetabolismus* 2016 mit dem Titel „Fasten, circadiane Rhythmen und zeitlich begrenzte Fütterung in gesunder Lebensspanne" diskutieren die Autoren, wie Menschen durch Fasten weniger auf unsere Glukosespeicher für Energie und stattdessen auf unsere Ketonkörper und Fettgeschichten angewiesen sind. Daraus ergibt sich, dass „sowohl intermittierendes als auch periodisches Fasten zu Vorteilen führt, die von der Vorbeugung bis zur verbesserten Behandlung von Krankheiten reichen.

Ergebnisse aus Tierstudien weisen darauf hin, dass der regelmäßige Nahrungsverzicht das Risiko für chronische Krankheiten senken kann. Dazu zählen Diabetes mellitus Typ 2, Herz-Kreislauf-Krankheiten, neurologische Krankheiten und Krebs.
Auch die Gehirnfunktion konnte durch intermittierendes Fasten positiv beeinflusst werden. Zudem zeigt das Intervallfasten (alternierendes Fasten) im Tierversuch lebensverlängernde Effekte.
Die Autoren einer aktuellen Studie an Mäusen fanden heraus, dass die Lebensverlängerung durch das alternierende Fasten nicht mit einer generellen Verzögerung des Alterungsprozesses zusammenhängt, sondern mit Verzögerungen von lebensbegrenzenden neoplastischen Störungen.

Klinische Humanstudien über die Wirkung des Intervallfastens liegen bisher nur in geringer Anzahl vor und sind in ihren Aussagen nicht eindeutig. Eine aktuelle Metaanalyse stellt verschiedene Hypothesen vor, über die intermittierendes Fasten auf den Stoffwechsel wirken soll. Dazu zählen die zirkadiane Biologie, das Darmmikrobiom und veränderbare Lebensstilfaktoren wie das Schlafverhalten (Patterson und Sears 2017). Auch zum Vergleich der Wirkung des intermittierenden Fastens mit dem periodischen Fasten auf die Gesundheit fehlen klinische Studien (Mattson et al. 2017).

In einer Übersichtsarbeit aus dem Jahr 2015 schlussfolgern die Autoren, dass die Daten der wenigen vorhandenen klinischen Studien und Beobachtungsstudien Hinweise für positive gesundheitliche Effekte liefern. Die Autoren einer weiteren Metaanalyse aus dem gleichen Jahr kommen zu dem Schluss, dass intermittierendes Fasten im Vergleich zu einer kontinuierlichen Energierestriktion hinsichtlich Gewichtsabnahme, Fettmasse, fettfreier Masse und verbesserter Glucosehomöostase eine valide, aber der kontinuierlichen Energierestriktion nicht überlegene, Alternative darstellt.

Vor allem bezüglich des Verlusts der fettfreien Masse scheint das Intervallfasten im Vergleich zu einer kontinuierlich energiereduzierten Diät gut abzuschneiden. Während nach 3 bzw. 12 Wochen sowohl ähnliche Verluste im Körpergewicht als auch in der Fettmasse zu verzeichnen waren, ging bei Probanden einer Humanstudie durch das Intervallfasten weniger fettfreie Masse verloren als bei einer energiereduzierten Diät (Varady 2011). Harvie zeigte, dass das intermittierende Fasten mit begrenztem Energie- und Kohlenhydrat Anteil einer Diät mit kontinuierlich reduziertem Energiegehalt hinsichtlich der verbesserten Insulinsensitivität und Körperfettreduktion überlegen ist.

Neuere Studien kamen dagegen zu dem Ergebnis, dass sich das Intervallfasten in seiner Wirkung nicht bzw. nur wenig von anderen Diätformen unterscheidet. An zehn gesunden Männern während des Ramadan (28 Tage) wurde der Effekt des Nahrungsentzugs über 14 Stunden täglich untersucht. Dabei wurden lediglich sehr geringe Effekte auf den Body Mass Index (BMI) und keine Effekte auf Körperzusammensetzung, Glucosestoffwechsel und kognitive Funktion beobachtet. Eine Literaturanalyse, die sich mit den Auswirkungen des Fastens im Ramadan beschäftigte, kam zu dem Ergebnis, dass nach dem Ende der Fastenzeit die Parameter bei gesunden Menschen meist wieder auf das Niveau vor der Fastenzeit zurückgehen.

In einer aktuellen, randomisierten klinischen Studie an 100 adipösen und metabolisch gesunden Erwachsenen (mittlerer BMI 34) wurde eine tägliche Energierestriktion (-25 % des Energiebedarfs) mit dem alternierenden Fasten verglichen (Fastentag: 25 % des benötigten Energiebedarfs, Ess-Tag: 125 %). Dabei war die Drop-out-Rate beim alternierenden Fasten größer (38 %) als bei der täglichen Energierestriktion (29 %). Die Gewichtsabnahme unterschied sich bei beiden Diäten nach 6 bzw. 12 Monaten nicht signifikant.

Auch hinsichtlich Blutdruck, Triglyzeridkonzentration, Nüchtern-Glucose, Nüchtern Insulin, Insulinresistenz, C-reaktivem Protein und Homocystein-Konzentration ergaben sich weder nach 6 noch nach 12 Monaten signifikante Unterschiede. In der Gruppe des alternierenden Fastens war nach 6, nicht aber nach 12 Monaten, lediglich die HDL-Konzentration signifikant erhöht im Vergleich zur anderen Diätgruppe.

Dagegen war nach 12 Monaten die LDL-Konzentration der Probanden in der Fasten-Gruppe signifikant höher (11,5 mg/dl) als in der Gruppe mit der kontinuierlichen Energierestriktion (Trepanowski et al. 2017).
Aufgrund der fehlenden Datenlage kann bisher auch keine verlässliche Aussage dazu gemacht werden, inwiefern durch Intervallfasten eine Verbesserung des Glucosestoffwechsels eintritt. Alternierendes Fasten über 8 Wochen bewirkte in einer Humanstudie zwar eine leichte Gewichtsabnahme (-4 % im Vergleich zum Ausgangsgewicht), beeinflusste aber nicht die Glucosehomöostase (Varady 2016). Auch im Vergleich zum moderaten Fasten mit 5 000 bis 6 500 kJ/d waren beim Intervallfasten sowohl die Gewichtsabnahme als auch die Parameter des Glucosestoffwechsels nahezu iden tisch (Carter et al. 2016).

Ernährungswissenschaftliche Bewertung

Intervallfasten ist eine Methode, die zur Gewichtsabnahme derzeit stark in den Medien beworben wird. Im Gegensatz zu gewöhnlichen Diäten oder dem Heilfasten, unterscheidet sich das intermittierende Fasten daran, dass diese Ernährungsform langfristig anwendet werden kann und nicht nach einiger Zeit beendet wird.

Die Auswertung der bisher nur in geringer Anzahl vorhanden klinischen Humanstudien wird nicht nur durch die vielen unterschiedlichen Formen des intermittierenden Fastens (sie Abschnitt oben „Formen von Intervallfasten"), sondern auch durch die verschiedenen Studienpopulationen (Übergewichtige, Normalgewichtige, Adipöse) und durch die geringe Studienpopulation erschwert. Zudem liegen zu Langzeitfolgen des Intervallfastens keine wissenschaftlichen Studien vor.

Die bisherigen Daten deuten darauf hin, dass das intermittierende Fasten sich positiv auf die Gesundheit und die Gewichtsabnahme, insbesondere dem geringeren Abbau von fettfreier Masse, auswirken kann bzw. einer kontinuierlichen Energierestriktion ebenbürtig zu sein scheint und keine negativen Nebenwirkungen aufweist. Ob die Konformität im Vergleich zu anderen Diätformen größer ist, bleibt abzuwarten. Studien insbesondere Langzeitdaten und mit ausreichend großer Studienpopulation fehlen hierzu ebenfalls.

Inwiefern das intermittierende Fasten aber andere Parameter wie die Stimmung, die körperliche Belastbarkeit, kognitive Leistungsfähigkeit oder das Risiko für Essstörungen beeinflusst, kann derzeit nicht beurteilt werden.

Die meisten Konzepte des Intervallfastens beinhalten keine oder nur sehr vage Empfehlungen zur Lebensmittelauswahl. Daher findet alleine durch das intermittierende Fasten in der Regel keine Ernährungsumstellung hin zu einer ernährungsphysiologisch günstigen Lebensmittelauswahl statt.

Auswirkungen des Intervallfastens auf den Körper

> Körpergewicht

Der Körper ist so konzipiert, dass er längere Hungerperioden übersteht. In früheren Zeiten bestand kein uneingeschränkter und kontinuierlicher Zugang zu Lebensmitteln.
Da beim intermittierenden Fasten die Kalorienzufuhr leicht gesenkt wird, besteht die Gefahr des Jojo Effekts nicht.
Wie oben erwähnt, werden die Kalorien je nach Fastenart entweder den Tagen entsprechend gedrosselt oder durch eine Fastenzeit von mehreren Stunden und das Weglassen von Mahlzeiten, eingeschränkt.

Durch die längeren Essenspausen wird der Körper zu Mobilisierung von Reserven angeregt. Nach dem in Leber und Muskel gespeicherte Glykogen baut er die Fettreserven ab.
Der Stoffwechsel wird flexibler und schaltet leichter um zwischen Fett- und Kohlenhydratverbrennung.

> Stoffwechsel

Bei einem Tierversuch mit Mäusen wurde durch das Intervallfasten das Auftreten von Diabetes verhindert, da es vor allem die Menge an Leberfetten senkt, die eine Insulinresistenz fördern können.
Fette liegen in der Leber in winzigen Fetttröpfchen vor, die wiederum mit verschiedenen Proteinen verbunden sind. Eine ungünstige Zusammensetzung geht mit erhöhten Mengen freier toxischer Lipidzwischenprodukte und geringerer metabolischer Flexibilität einher.

Sowohl die durch das Intervallfasten veränderte Größe der Fetttröpfchen als auch die veränderte Zusammensetzung der mit den Tröpfchen verbundenen Proteine sind möglicherweise für die Effekte verantwortlich.

> Alterungsprozess

Regelmäßige Fastenphasen verlangsamen den Alterungsprozess, in dem „verschleiß fördernde Substanzen".
Die Geschwindigkeit des Eintretens und das Ausmaß von Alterserscheinungen ist zwar genetisch determiniert, lässt sich jedoch zu einem nicht unerheblichen Teil auch durch den Lebensstil beeinflussen.

Neben Bewegung und Entspannung ist eine bezüglich Makro- und Mikronährstoffen ausgewogene Ernährung das wichtigste Instrument um länger jünger zu bleiben. Von Bedeutung ist auch die Gesamtkalorienzufuhr.

Das Fasten triggert adaptive zelluläre Stressantworten, was eine erhöhte Stressresistenz bewirkt und Erkrankungsprozessen entgegen wirkt. Die Zellen werden vor DNA Schäden geschützt, das Zellwachstum wird gehemmt und die Heilung bereits geschädigter Zellen wird gefördert. Ebenso kann das Intervallfasten das Wachstum und die Entstehung von Krebs verzögern oder gar verhindern.

Die körpereigenen Heilungskräfte

Fasten hat sehr positive Auswirkungen auf unsere Gesundheit und unseren Körper, es kann auch die Lebensdauer verlängern.

Durch die relativ lagen Essenspausen werden die körpereigenen Heilungskräfte aktiviert, wodurch Schmerzen gelindert und ungeahnte Energien freigesetzt werden können.

Wenn innerhalb eines sehr kurzen Zeitfensters (z.B. bei der 16/8 Methode nur innerhalb von 8 Stunden) nur 2-3 Mahlzeiten eingenommen werden, weiß der Gaumen diesen Genuss viel eher zu schätzen.

Es wird davon berichtet, dass in den Ruhepausen, in denen auf Essen verzichtet wird, gespürt werden kann was im Körper passiert. Nur so kann er in den Reparatur Modus schalten und bestimmte Selbstheilungsprozesse aktivieren.

Verbesserung des Hautbildes

Kurzzeitfasten wirkt wie eine Art tägliche Detox-Kur für die Haut, die Fastenphasen wirken sich positiv auf das Hautbild aus und das am ganzen Körper.

Akne soll mithilfe der 16/8 Methode deutlich reduziert werden. Der Grund hierfür ist, dass das Fasten die Produktion des Wachstumshormons IGF 1 in der Leber hemmt, welches durch das ständige Essen im Überschuss gebildet wird und zu Akne führen kann.

Der Reinigungsprozess in den Zellen kann optimal ablaufen, wenn genügend Wasser getrunken wird.

Bestenfalls werden bereits vor der ersten Mahlzeit des Tages am Vormittag ca. 2 Liter Wasser in kleinen Mengen getrunken.

Intermittierendes Fasten lässt das Bauchfett schmelzen

Durch das Fasten leert der Körper seine Glykogenspeicher, was die Verbrennung überschüssiger Fettreserven zur Folge hat. Es werden die sogenannten Beta-2-Rezeptoren aktiviert, welche die Lipolyse (Spaltung von Fettgewebe) in den Fettdepots anregt. Dadurch verliert man durch das Fasten leichter das hartnäckige Fett.

Fettdepots im Bauchbereich werden als viszerales Bauchfett bezeichnet, welches gefährlich und ein großer Risikofaktor für Herz-Kreislauf Erkrankungen und Diabetes sein kann.

Nach ca. 12 Stunden Fasten beginnt der Körper (sozusagen aus der Not heraus) Ketone aus Fettreserven zu mobilisieren, um diese zur Energiegewinnung zu nutzen, da keine Glucose aus der Nahrung zur Verfügung steht.

Im Bauchfett sind mehr Alpha-2-Rezeptoren enthalten, welche die Verbrennung von Fett verlangsamen. Ganz im Gegensatz zu den Beta-2-Rezeptoren, welche das Fettverbrennungspotenzial erhöhen.

Durch den niedrigen Insulinspiegel beim Intervallfasten werden somit die Beta-2-Rezeptoren aktiviert, sodass das Bauchfett leichter verbrannt werden kann.

Gute Laune durch Essenspausen

kurzzeitige Fastenperioden helfen nicht nur beim Abnehmen, sondern verbessern auch die Stimmung. Man hat öfter gute Laune, ist wesentlich kreativer und auch aktiver, da das Gehirn auf Hochtouren läuft.

Die Energie, die der Körper eigentlich für die Verdauung benötigt, steht im nur anderweitig zur Verfügung.

Stress, Ärger und Unzufriedenheit können auch Energieräuber sein, die träge und müde machen, körperlich sowie auch geistig.

Wer regelmäßig fastet, produziert mehr Serotonin. Das Glückshormon macht gute Laune und wirkt entspannend. Mögliche Erklärung: Unsere Vorfahren durften bei der Suche nach Nahrung auf keinen Fall die Motivation verlieren

Besserer und erholsamerer Schlaf durch Fasten

Ein perfektes aufeinander abgestimmtes Hormonsystem sorgt für den idealen Schlaf-Wach-Rhythmus. Während des Schlafens schaltet unser Kopf ab, aber der Körper läuft weiter auf Hochtouren.

Durch den Verzicht auf Nahrung zu später Stunde wird der Körper nicht mit dem Verdauungsprozess unnötig auf Trab gehalten.

Spätes oder schwer verdauliches Essen sorgen oft für einen schlechten und unerholsamen Schlaf.

Ist der Magen nicht überlastet, fällt das Einschlafen außerdem deutlich leichter.

Es dauert etwa 90 Minuten, bis wir einen Zyklus mit allen Schlafphasen durchlaufen haben. Nach den ersten Zyklen verkürzt sich die Tiefschlafphase; die REM Phase verlängert sich. Am Morgen folgt die sogenannte Übergangsphase, in der wir allmählich erwachen. In der Übergangsphase schüttet der Organismus das Stresshormon Cortisol verstärkt aus, um uns aufzuwecken und unseren Körper fit für den Alltag zu bekommen.

Abnehmen ohne Muskeln abzubauen

Während des Fastens findet die sogenannte **Autophagie** statt, die Selbstverdauung und Wiederverwertung von Abfallstoffen in unseren Zellen und in den Zellzwischenräumen. Zellbestandteile werden abgebaut und verwertet.

Eine Autophagie wird besonders dann in Gang gesetzt, wenn der Nachschub an Nährstoffen stockt. Eine Situation, die beispielsweise beim Fasten oder intensivem Sport entsteht. In dieser Situation des Mangels greift die Zelle auf eigene Ressourcen zurück. Sie baut ab, was nicht benötigt wird und gewinnt so neue Nährstoffe und Energie.

Der Körper ist in der Lage den Zellmüll, wie beispielsweise verbrauchte Eiweißmoleküle, zu recyceln und daraus wieder neues Baumaterial für Muskelfasern oder Reparaturprozesse herzustellen

Dadurch nimmt man mit Intervallfasten ab, ohne an Muskelmasse einzubüßen vorausgesetzt, man versorgt den Körper zusätzlich mit ausreichend Eiweiß.

Das natürlichste Anti Aging Mittel

Im Gegensatz zur üblichen Erneuerung von Körperzellen und Organen läuft die **Autophagie** (siehe oben) wesentlich schneller und flexibler ab. Sie kann praktisch tagtäglich für Zellerneuerung sorgen, während eine echte Neubildung von Zellen Tage bis Jahre dauern kann.

Durch das Intervallfasten werden sogenannte **Sirtuine** (spezielle Anti-Aging-Enzyme) gebildet, welche dafür sorgen, dass das Erbgut und die Lebensdauer der Zellen geschützt werden. Sirtuine ermöglichen es dem Organismus einem Nahrungsmangel Stand zu halten.

Die Produktion beginnt aber erst wenn der Magen leer ist. Gerade deshalb ist Intervallfasten die innovativste Ernährungsweise für ein langes und gesundes Leben.

Eine bessere Verdauung

Das intermittierende Fasten bringt die Darmflora ins Gleichgewicht. Unsere Darmflora, auch Darmmikrobiota oder Mikrobiom genannt, ist die Gesamtheit aller Bakterien im Darm und wiegt etwa 2 kg bestehend aus rund 100 Billionen Bakterien. In einem Gramm Kot sind mehr Bakterien als Menschen auf der Erde.

Dass wir diese unglaubliche Menge an kleinen Lebewesen mit uns herumtragen, lohnt sich allerdings für uns. Diese kleinen Mitbewohner haben die Fähigkeit, Vitamine herzustellen, Gifte und Medikamente abzubauen, sie versorgen unseren Darm mit Energie und spielen eine unentbehrliche Rolle bei unserer Immunabwehr. Etwa 80% unseres Immunsystems sitzen im Darm.

Die Forschung hat herausgefunden, dass intermittierendes Fasten uns helfen kann, unser Körpergewicht und unseren Energiestoffwechsel besser zu regulieren. Aber Intervallfasten kann sogar dazu beitragen, bessere **zirkadiane Rhythmen** bei Menschen einzustellen.
Unsere Darmbakterien haben auch einen zirkadianen Ryhtmus.

Die menschliche zirkadiane Uhr beeinflusst die der Darmbakterien, im Negativen wie im Positiven. Jetlag, spät zu Bett gehen, spätes Essen etc. können daher zu Störungen der Darmflora führen.

Die Einhaltung eines normalen Ernährungsrhythmus, wie beim Intervallfasten, kann dazu beitragen den Rhythmus und die Aktivität der Darmbakterien zu erhalten oder wiederherzustellen.

Positive Auswirkung auf den Stoffwechsel

Während des Fastens finden einige sinnvolle Veränderungen im Stoffwechsel statt. Damit kann unser Körper seine Nährstoffspeicher bestens als Energiequelle nutzen.

Durch intermittierendes Fasten wechselt der Stoffwechsel regelmäßig zwischen Anabolismus (Aufbaustoffwechsel) und Katabolismus (Abbaustoffwechsel).

- ➢ Der Aufbaustoffwechsel findet hauptsächlich während der Nahrungsaufnahme und der Verdauung statt. In dieser Zeit bezieht der Körper seine Energie aus den gewonnenen Nährstoffen. Überschüssige Kalorien werden als Fettpolster gespeichert.
- ➢ Der Abbaustoffwechsel wird dann aktiviert, wenn die Nahrung nach 3-8 Stunden verdaut ist. Der Stoffwechsel zieht seine Energie dann aus körpereigenen Energiedepots und somit wird die Fettverbrennung beschleunigt. In dieser Zeit können sich auch die Verdauungsorgane regenerieren.

Das Intervallfasten ist eine sehr effektive Methode, der das Verhältnis zwischen Körperfett und fettfreier Körpermasse schnell in sein natürliches Gleichgewicht bringen kann.

Psyche und Wohlbefinden beim Intervallfasten

Viele Intervallfastende Menschen berichten, dass Sie sich durch diese Ernährungsform wesentlich fitter, wacher und leistungsfähiger fühlen. Auch die Konzentrationsfähigkeit soll vom Fasten profitieren.

Die psychischen Effekte des Fastens sind ebenso beeindruckend wie altbekannt.
In vielen Kulturen wird das Fasten zur Erlangung transzendentaler Bewusstseinszustände im Rahmen religiöser oder spiritueller Handlungen angewendet (siehe Abschnitt oben „Fasten in Religionen").

Schon im vierten Jahrhundert v. Chr. begann man, das Fasten zur Therapie körperlicher und geistiger Erkrankungen einzusetzen. Heute wird es verstärkt im Rahmen der Ganzheitsmedizin, z. B. in Fastenkliniken, angewendet. Nach zwei oder drei Fastentagen, also etwa dann, wenn sich auch bei Versuchstieren die Herabregulation der Dichte von Serotonintransportern beobachten lässt, erleben (die meisten Menschen) eine deutliche Stimmungsstabilisierung, die manchmal sogar mit Euphorie und Gefühlen der Transzendenz einhergeht.

Wie das Intervallfasten funktioniert

Wie bereits im ersten Kapitel „Grundlagen des Intervallfastens" beschrieben, gibt es verschiedene Formen und Arten des intermittierenden Fastens. Dennoch haben alle Varianten eines gemeinsam:

Um sein Ziel zu erreichen, sollte in den Essensphasen nicht mehr gegessen werden, als man es normalerweise tun würde und gewohnt ist.

Getrunken werde sollte dagegen immer ausreichend, hauptsächlich Wasser oder ungesüßte Teesorten.

Egal welche Fastenform gewählt wird, man sollte sich an das vorgegebene Zeitfenster halten, denn nimmt man zwischendurch Kohlenhydrate zu sich - egal ob Keks, Knäckebrot, Fruchtsaft oder Milch -, dann wandelt der Körper diese in Zucker um. Und der geht direkt ins Blut:

Der **Blutzuckerspiegel steigt**, der Körper schüttet Insulin aus und stoppt den Fettabbau

Dieser rasche Insulin Gipfel im Blut kann zu einer leichten, kurzzeitigen Unterzuckerung und Heißhungerattacken führen.

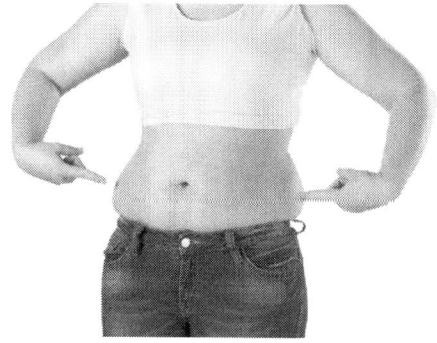

Das Wichtigste auf einen Blick

- Vermeiden von körperlicher Belastung während des Fastens, bis zur Umgewöhnung an den neuen Rhythmus

- Weiterhin normal essen, keine größeren Portionen.

- Um satt zu werden und zu bleiben, auf genügend Gemüse (Ballaststoffe) und Eiweißquellen (Milchprodukte, Eier, Fisch, Fleisch, Hülsenfrüchte, Pilze oder Nüsse) zu jeder Mahlzeit achten.

- Keine Snacks zwischen den Mahlzeiten!

- Kalorien freie Getränke wie Wasser oder ungesüßter Tee helfen, während der essensfreien Zeit Hungerlöcher zu überbrücken.

- Nach der ersten Mahlzeit einen kleinen Spaziergang einlegen oder ein wenig Sport treiben, das hilft der Verdauung.

- Bei der 5:2-Diät die Wochentage zum Fasten auswählen, an denen wenig Stress besteht und Zeit für Ruhephasen bleibt.

Keine Diät sondern ein Lebensstil

Um das Intervallfasten wirklich dauerhaft und mit Spaß in den Alltag integrieren zu können, sollte man sich zu beginn klar machen, dass es sich bei dieser Ernährungsform um keinen kurzzeitigen Hype oder eine Diät im klassischen Sinne handelt.

Die Vorteile des Fastens liegen klar auf der Hand und wurden auch bereits im einzelnen erklärt. Es gibt keinerlei Verbote was die Lebensmittel anbelangt, welche in der Essenszeit aufgenommen werden dürfen wie bei anderen strikten Diäten. Daher ist dieses Konzept dauerhaft anwendbar und ohne Jojo Effekt.

Mit wenig Aufwand und kleinen Veränderungen kann die tägliche Fastenzeit und damit ein neuer Lebensstil in den Alltag eingebaut werden. Durch das intermittierende Fasten wird der natürliche Essensrhythmus aktiviert.
So kann einfach, gesund und vor allen Dingen langfristig das Gewicht reduziert werden ohne zu hungern und ohne jegliche Zwänge.

Intervallfasten nach dem 16/8 Prinzip

Die beliebteste und gleichzeitig am häufig angewandte Methode des Intervallfastens ist das 16/8 Prinzip.
Wie bereits beschrieben, wird hierbei ein tägliches Zeitfenster von 16 Stunden eingehalten, in denen keine Nahrung aufgenommen wird. In den restlichen 8 Stunden darf gegessen werden.
Während der Fastenzeit ist Flüssigkeit in Form von Wasser und ungesüßten Tees erlaubt.

Experten sprechen auch von einer Acht-Stunden-Diät, da man eigentlich 8 Stunden davon fastet und die 8 Stunden davon schläft.
Da der Wechsel von Essens- und Fastenphase im Tagesrhythmus vollzogen wird – wird die Fettverbrennung über Nacht bis zur nächsten Mahlzeit gefördert.
Die Uhrzeit, in welcher täglich auf Nahrung verzichtet bzw. zugeführt wird, ist frei wählbar.
Am häufigsten verbreitet ist ein Essensfenster von 12-20 Uhr oder von 10-18 Uhr.

Zu diesen Uhrzeiten empfinden die meisten Menschen, die geringsten Einschränkungen, da oftmals einfach auf das Frühstück verzichtet oder ggf. etwas früher zu Abend gegessen wird.

Um den Intervallfasten Einstieg in den neuen Tagesablauf so angenehm wie möglich zu machen, kann man den Entschlackungs-Prozess mit bestimmten Nahrungsmitteln und Tees zu Beginn unterstützen. Außerdem sollte man sich auch klar darüber sein, dass Anfangs nicht sofort das komplette Fastenfenster von 16 Stunden eingehalten werden muss. Man sollte sich vorsichtig heran tasten und die Essenpausen von Zeit zu Zeit immer etwas weiter in die Länge ziehen.

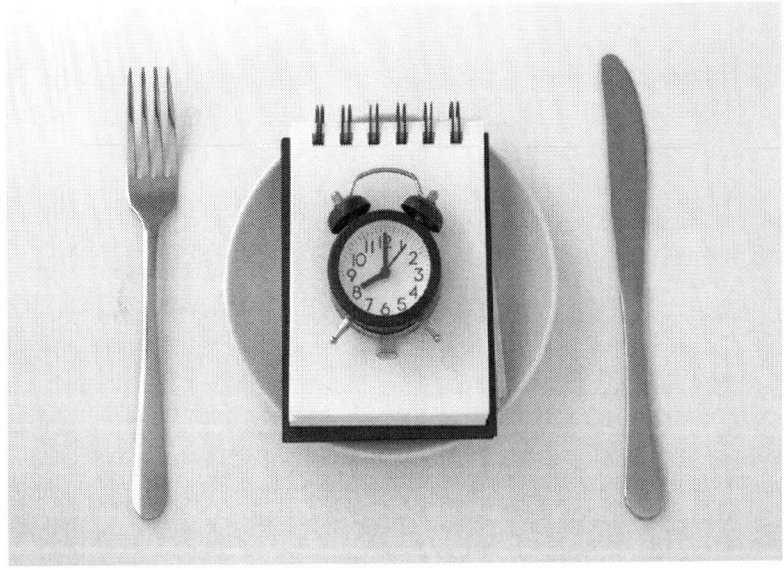

Die Besten Tipps für Anfänger:

- **Langsam anfangen**
  nichts überstürzen – der Essensrythmus muss nicht von heute auf morgen angepasst oder verändert werden. Zu viele Erwartungen können bei Nichteinhaltung zur Demotivation führen und das Vorhaben so vorschnell beenden. Jeder sollte sein eigenes Tempo herausfinden und langsam in die Materie einsteigen, vielleicht zu Beginn durch Verzicht auf das gewohnte Frühstück.

- **Partner und Familie einweihen**
  nahestehenden Personen sollte von dem Vorhaben erzählt werden, sodass Verständnis und Motivation von Außen kommt.

- **Ablenkung während der Fastenphasen**
  Anfangs wird sich der Magen zu den altgewohnten Essenszeiten wahrscheinlich noch zu Wort melden. Oftmals wird auch aus reiner Gewohnheit zu bestimmten Uhrzeiten gegessen. Durch Ablenkung wird der Drang aus Langeweile zum Kühlschrank zu gehen nicht aufkommen.

- **Bewegung im Alltag**
  durch ausreichend Bewegung im Alltag werden zusätzliche Kalorien verbrannt.
  Viele Menschen sind Stressesser, daher sollte auch in solchen Situationen lieber Ablenkung in Form von Sport oder Spaziergängen herhalten, anstatt zum Essen zu greifen

- **Ausreichend trinken**
  Trinken ist die beste Unterstützung während der Fastenphase beim Kurzzeitfasten, täglich sollten es mindestens 2-3 Liter sein. Wenn der Magen mit Wasser gefüllt ist, kann auch so das Gefühl des Appetits leicht umgangen werden.

- **Zähne putzen**
  Um den Geschmack im Mund zu neutralisieren und die Lust auf Essen zu verdrängen kann Zähne putzen oder zuckerfreien Kaugummi kauen helfen.

- **Intervallfasten soll keine Qual sein**
  Intermittierendes Fasten dreht an genau zwei Stellschrauben in Deinem Körper: Abnehmen und Gesundheit.
  Es geht nicht darum, Hunger unbegrenzt aushalten zu können. Sollte beim intermittierenden Fasten ein schlechtes Gefühl oder psychischer Stress entstehen wird zum Abbruch geraten.

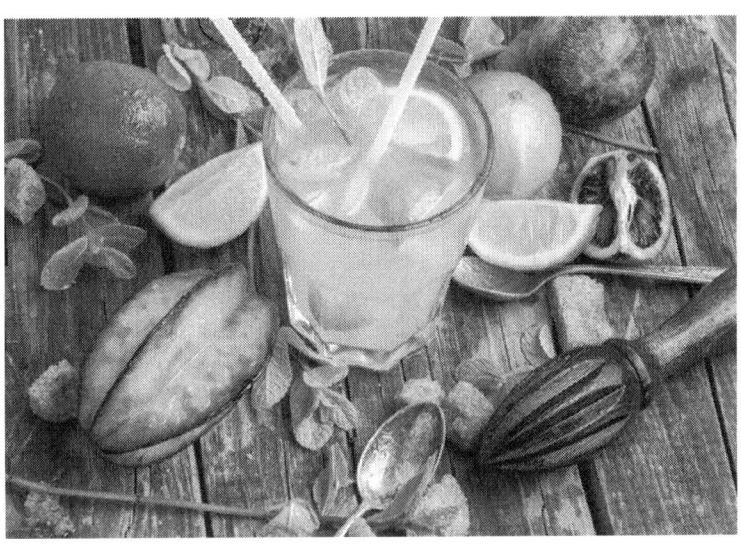

Lebensmittel, die beim Intervallfasten verwendet werden dürfen

Grundsätzlich gibt es beim Intervallfasten keine Verbote bei den Lebensmitteln, es ist also alles erlaubt.
Allerdings sollte darauf geachtet werden, dass z.B. Süßigkeiten, Reis, Weißbrot und verarbeitete Kohlenhydrate den Insulinspiegel schnell nach oben treiben und so Heißhunger auslösen. Somit ist leider vorprogrammiert, dass die Ernährung weder sonderlich gesund noch nährstoffreich wäre.

Kleiner Tipp:

Eine Ernährung nach dem 80/20 Prinzip ist optimal, da hierbei auf nichts verzichtet werden muss, aber dennoch alle wichtigen Mikro- und Makronährstoffe abgedeckt werden.
80% der Lebensmittel sollte unverarbeitet sein und 20% dürfen dann aus Leckereien wie z.B. Eis, Schokolade, Pommes etc. bestehen.

Kohlenhydrate:

bei den Mikro- und Makronährstoffen der Energielieferant Nummer eins. Kohlenhydrate umfassen außerdem die Ballaststoffe, die teilweise unsere Darmbakterien ernähren und dafür sorgen, dass unser Blutzuckerspiegel bei kohlehydratreicher Kost langsamer ansteigt. Sie besitzen ein enormes Quellvermögen, was zur Folge hat, dass unser Hungergefühl schnell abnimmt und wir schneller satt sind. Ballaststoffreich sind zum Beispiel Samen, Nüsse, Haferflocken und Vollkornbrot, aber auch Obst und Gemüse.
Wichtige Kohlenhydrat Quellen sind Kartoffeln, Getreide, Reis und Hülsenfrüchte.

Proteine:

auch Eiweiße genannt, sind der Makronährstoff, welcher beim Muskelaufbau nicht wegzudenken ist. Proteine sind große, komplexe Moleküle, die aus Aminosäureketten bestehen. Von diesen Aminosäuren sind neun essentiell. Das bedeutet, dass sie dem Körper von außen zugeführt werden müssen, da er sie nicht selbst herstellen kann. Um diesen Bedarf zu decken, ist eine ausgewogene Ernährung mit verschiedenen proteinhaltigen Nahrungsmitteln wichtig. Tierische Produkte, insbesondere Fleisch und Fisch, enthalten eine Zusammensetzung von Aminosäuren, die der des Menschen sehr ähnlich ist und stellen damit die einfachste verfügbare Quelle dar. Zusätzlich liefern sie noch einige Mikronährstoffe, die über pflanzliche Produkte schwer abzudecken sind.

Mit einer Kombination aus Nüssen, Samen, und Hülsenfrüchten lässt sich aber auch über eine pflanzliche Ernährung eine gute Proteinversorgung abbilden. Proteine erfüllen folgende Funktionen: Sie dienen dem Aufbau von Körpergewebe wie Haaren und Nägeln, der Bildung von Enzymen, Hormonen und Transportproteinen. Außerdem sind Proteine Bestandteil von Knochen, Sehnen und Bändern und selbstverständlich unserer Muskeln.

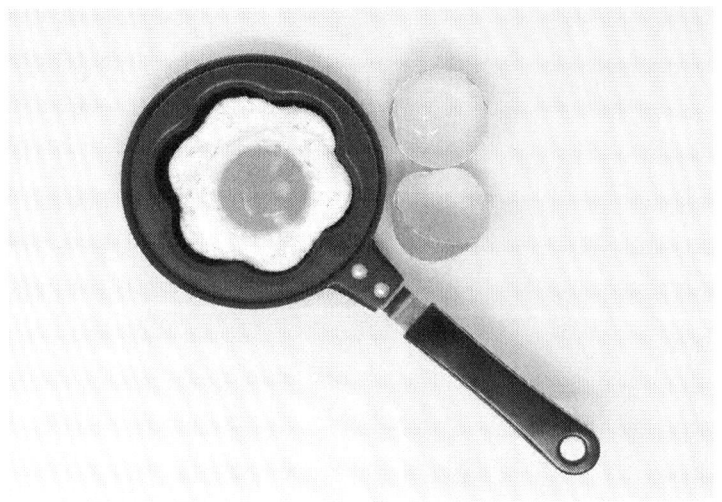

Fette

sie sind neben Kohlenhydraten, die wichtigsten Energielieferanten aus unserer Nahrung und bilden den mit Abstand größten Energiespeicher im Körper.

Einige dieser Fette sind ebenfalls essentiell und müssen demnach, wie beispielsweise Omega-3 Fettsäuren, über die Nahrung aufgenommen werden. Als Energiespeicher des menschlichen Körpers wird überschüssige Energie als Depotfett in Form von Fettzellen, eingelagert. Die Energie kann letztlich allen Makronährstoffen entstammen, da der Körper in der Lage ist, die einzelnen Bestandteile dieser zu trennen und neu zusammenzusetzen. Die Idee, dass nur Fett fett macht, ist also nicht zutreffend.

Gerade Kohlenhydrate werden dank eines sensiblen Signalsystems schnell eingelagert, wenn der Blutzuckerspiegel schnell und hoch ansteigt. Ist zu wenig Energie vorhanden, kann der Körper diese Reserven mobilisieren und zur Energieversorgung einsetzen. Empfehlenswert sind vor allem pflanzliche Fette, den sie enthalten die wertvollen ungesättigten Fettsäuren. Sie sind gut fürs Herz und stärken das Immunsystem.

Was während der Fastenzeit erlaubt ist

Wie bereits in den vorherigen Abschnitten erläutert, ist beim Intervallfasten alles erlaubt – nur nicht zu jeder Zeit.
In der Fastenphase, welche bei der 16/8 Methode 16 Stunden täglich beträgt, sind folgende Lebensmittel und Getränke erlaubt:

- Tee:
  ohne Zucker oder künstliche Aromen, da diese appetitanregend wirken können.
- Kaffee:
  schwarz ohne Zucker und ohne Milch! Zucker und auch Zuckerersatzstoffe triggern die Insulinproduktion an. Eine kleine Ausnahme könnte Erythrit sein, wenn es gar nicht ohne leichtes Süßen geht
- Bulletproof Coffe:
  eine Mixtur aus Filterkaffee, einem ordentlichen Stück Butter und Kokosöl oder MCT-Öl. Beim Einstieg in das Intervallfasten kann dieser dabei helfen, den Hunger etwas hinaus zu zögern. Der fettreiche Energielieferant macht wach und satt
- Wasser:
  kann unbedenklich aufgenommen werden, allerdings auch ohne Geschmacksverstärker und Zusatzstoffe
- Wasser:
  kann unbedenklich aufgenommen werden, dass den Insulinspiegel an triggert. Andererseits enthält die Knochenbrühe so viele Mineralien und bringt weitere gesundheitliche Vorteile mit sich, dass sie den Körper beim Entgiften unterstützt und mit wichtigen Mineralstoffen versorgt.
- Apfelessig:
  hilft dem Körper dabei den Blutzucker zu regulieren und ist gleichzeitig gut für die Verdauung.

Beim Intervallfasten geht es in erster Linie darum dem Körper eine angemessene Essenspause zu gönnen, damit er wichtigen Reparations- und Regenerationsaufgaben nachgehen kann.

Zusammenfassung Intervallfasten 16:8

- Täglich 16 Stunden fasten.

- Zum Einstieg empfiehlt sich eine leichtere Variante, bei der nur 14 Stunden gefastet wird. Für manche Frauen kann das aus hormoneller Sicht auch dauerhaft mehr Sinn machen.

- Wann genau das Essensfenster beginnt bzw. wann das Fasten endet, kann variabel gestaltet werden. Aufgrund von möglichen Auswirkungen auf die innere Uhr (Biorhythmus) ist es jedoch empfehlenswert, dass das Essensfenster immer auf einen relativ ähnlichen Zeitraum fällt.

- Während der Fastenphase sollten nur kalorienfreie bzw. sehr kalorienarme Getränke wie Wasser, ungesüßter Tee, schwarzer Kaffee konsumiert werden. Wenn es gar nicht anders geht, kann auch zu Light Getränken gegriffen werden, die ein bis zwei Kalorien pro 100 Milliliter haben.

- Ein **Kaloriendefizit ist trotzdem Pflicht um abzunehmen**. Das bedeutet, dass du weniger Kalorien aufnehmen musst, als du im selben Zeitraum verbrauchst.

Mahlzeitenanzahl: wie viel darf bzw. soll gegessen werden?

Es wird empfohlen während der Essensphase, welche 8 Stunden beträgt, zwei Hauptmahlzeiten einzunehmen.

Grundsätzlich kann das intermittierende Fasten individuell gestaltet werden und jeder sollte für sich heraus finden, mit wie viel Mahlzeiten man am besten klar kommt.
Der Vorteil ein oder zwei relativ großer Hauptmahlzeiten ist, dass diese sehr voluminös ausfallen dürfen und der Körper so optimal gesättigt wäre.
Menschen, die nicht gerne große Mengen oder Massen essen, können selbstverständlich auch mehrere kleine Gerichte in Ihrem Essensfenster zu sich nehmen.
Die exakten Essenszeiten sind egal. Voraussetzung ist immer, dass auf 8 Stunden essen dann 16 Stunden fasten folgen.

Wird beispielsweise am Vortag erst um 19 Uhr zu Abend gegessen, kann am nächsten Tag um 11 Uhr ein spätes Frühstück eingenommen werden.

Auch wenn lange Zeit die Bedeutung eines ausgiebigen Frühstücks hervorgehoben wurde, scheint diese Ansicht inzwischen überholt. So kann beim Intervallfasten beispielsweise ganz bewusst das Frühstück weggelassen oder auf den späten Vormittag verschoben werden.

Wichtig ist daher nicht die Anzahl oder die Portionsgröße der Mahlzeiten, sondern viel mehr wie sättigend und nährstoffreich die Lebensmittel sind, welche gewählt werden.

Hier ein paar Beispiele für sehr gesunde und nahrhafte Lebensmittel:

- Eier: Hart gekocht eignen sie sich super als Snack für zwischendurch, da sie eiweißreich sind sättigen sie gut und haben wenig Kalorien

- grünes Gemüse: Versuche viel grünes Gemüse wie z.B.Spinat, Salat, Grünkohl oder Brokkoli in deine Ernährung einzubauen, du erhöhst das Volumen deiner Mahlzeiten aber benötigst wenig Kalorien

- mageres Rindfleisch und Hähnchenbrust: Iss ein- bis zweimal wöchentlich mageres Fleisch. Dies ist ein sehr gutes Nahrungsmittel um effektiver abzunehmen. Der Grund dafür liegt darin, das Fleisch einen sehr hohen Proteinanteil hat

- Kartoffeln: Die Kartoffel ist ein sehr sättigendes Lebensmittel und hat weniger Kalorien als z.B. Nudeln oder Reis. Daher eignet sie sich super als Beilage oder macht sich auch in Aufläufen gut

- Bohnen und Hülsenfrüchte: Sind sehr ballaststoffreich und eignen sich perfekt zum Abnehmen. Zu den Hülsenfrüchten zählen z.B. Linsen, schwarze Bohnen, Kidneybohnen usw.

- Nüsse: Enthalten viele gesunde Fette und sind ein guter Snack für zwischendurch. Auch deine Kinder werden sie gerne essen, egal ob morgens im Müsli oder als Zwischenmahlzeit.

- Obst: Ist sehr vitaminreich und gesund. Die meisten Obstsorten sind recht kalorienarm und sind daher ideal zum Abnehmen.

Der Tagesablauf beim Intervallfasten

Das Beste am Intervallfasten ist, dass es keinen festen Plan gibt, an den man sich halten sollte. Je nach Alltag und persönlicher Situation können die Essens- und Fastenphasen angepasst werden.
Dadurch ist das Intervallfasten für Frühaufsteher und Nachtmenschen geeignet

Um den Einstieg in das Intervallfasten zu erleichtern und einen Anhaltspunkt mit auf den Weg zu geben, wie ein Tag nach dem 16/8 Prinzip aussehen könnte, gibt es hier nun einen groben Tagesplan.
Man sollte sich auch bewusst sein, dass zu einem gesundheitsbewussten Lebensstil nicht nur Essen und Fasten gehört, sondern auch Bewegung und sportliche Aktivitäten.

- **7 Uhr:** Start in den Tag! Beginne ihn mit einem kurzen 10 minütigen Workout oder fahre mit dem Fahrrad zur Arbeit.
- **8 bis 11 Uhr:** Trinke Wasser und gönne dir eine Tasse Tee oder Kaffee. Dies kurbelt den Stoffwechsel an!
- **11 Uhr:** Zeit für eine Frühstückspause. Ideal ist ein ungesüßtes Müsli mit Leinsamen, Nüssen und frischen Früchten. Dieses Powermüsli hält lange satt.
- **14 Uhr:** Falls der Hunger ruft, kannst du nun Mittagessen. Am besten einen Salat mit einer Eiweißreichen Beilage
- **14.30 Uhr:** Kaffeepause. Da Koffein bis zu acht Stunden im Körper bleibt, solltest du nicht zu spät den letzten Kaffee trinken!
- **17 Uhr:** nach der Arbeit sollte eine kurze Sporteinheit eingelegt werden, z.B. im Fitnessstudio oder einfach ein zügiger Spaziergang
- **18.30 Uhr:** Zeit für das Abendessen. Um den Körper auf die anstehende Fastenperiode einzustellen, empfiehlt es sich, nur eine kleine Mahlzeit zu essen.
- **19 Uhr:** Jetzt beginnt die Fastenperiode! Also die letzte Möglichkeit noch schnell was zu naschen. Danach ist erst mal für sechzehn Stunden Kalorienpause angesagt.
- **23 Uhr:** Schlafenszeit.

Für wen das Intervallfasten geeignet ist

Intervallfasten ist nahezu für jeden geeignet. Mit dem intermittierenden Fasten kann jederzeit ohne größere Vorbereitungen begonnen werden, es ist im Gegensatz zu vielen Diäten leicht umsetzbar und einfach in den Alltag integrierbar.

16 Stunden Essenspause reichen aus, um die Autophagie in Gang zu setzen. Das ist der **natürliche Selbstreinigungsprozess des Körpers**, auf dem die meisten Vorteile des Fastens basieren und der essentiell wichtig für die Gesundheit unserer Zellen ist.
Darüber hinaus sind die 16-stündigen Auszeiten vom Essen lange genug, um die **Blutzucker- und Insulinwerte zu regulieren** und die Fettverbrennung anzukurbeln. Schon nach wenigen Tagen wird eine verbesserte Insulinsensitivität nachgewiesen, ebenso weniger Heißhunger, mehr Energie und gesteigerte Fettverbrennung.

Persönliche Ziele

Die 16/8 Methode dient als optimale Einstiegsvariante für längere Fastenintervalle und zur Erreichung der persönlichen Ziele.
Je nach Zielsetzung kann es hilfreich sein Länge und Häufigkeit der Fastenintervalle entsprechend anzupassen.

Bei starker Insulinresistenz oder dem Wunsch, in kurzer Zeit das Körpergewicht möglichst stark zu reduzieren, führen längere Fastenphasen schneller zum Ziel. Der Grund für eine schnellere Gewichtsabnahme, ist dass durch die längere Essenspause weniger **Kalorien aufgenommen werden, als dass der Körper benötigt = Kaloriendefizit.**

Das intermittierende Fasten ist keine magische Pille zum Abnehmen oder ein Wundermittel, auch hier spielt die Ernährung (ausreichend Protein, hochwertige Fette, viel Gemüse), ein regelmäßiges Sportprogramm und Bewegung im Alltag eine Große Rolle. Und zu guter Letzt natürlich ganz viel Geduld, wer zu schnelle Ergebnisse erwartet und gleich aufgibt, wird nicht zum Ziel gelangen.

Erfolgreich abnehmen und schlank bleiben

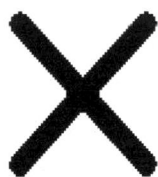

- sich Lebensmittel verbieten
- zu wenig essen und hungern
- keine regelmäßige Bewegung
- Ziel ist schnell abzunehmen
- Kein Ziel und keinen Plan
- Vergleich mit anderen

- flexible Ernährung
- keine Verzichte
- Lebensmittel einplanen, die man gerne mag
- kein zu hohes Kaloriendefizit
- Abnahme mit Plan und Ziel
- Konzentration auf den eigenen Fortschritt

Erklärung der Vorteile im Alltag

Viele Diäten sind weder leicht im Alltag integrierbar noch machen sie sonderlich Spaß, da oftmals viele Lebensmittel verboten sind oder sich an spezielle Regeln oder Pläne gehalten werden muss – anders ist das beim Intervallfasten. Wie bereits mehrfach erwähnt, ist das IF (Intervallfasten / intermittierende Fasten) keine klassische Diät, sondern eine Ernährungsform, die für jeden angepasst werden kann und der größte Vorteil ist, dass es keinen bösen Jojo Effekt gibt, sodass man in wenigen Wochen wieder von Vorne anfängt und lange Zeit auf geliebte Lebensmittel verzichten muss.

- Das Intervallfasten spart viel Zeit und Nerven:
  Die ständige Vorbereitung von Essen und auch die mehrmals tägliche Einnahme fällt komplett weg. Da weniger Mahlzeiten in kurzer Zeit eingenommen werden, bedarf es keiner großartigen Planung („was esse ich wann")
  Der Start in den Tag mit einem Kaffee oder Tee am morgen ist wesentlich entspannter als unter Zeitdruck zu frühstücken.

- Kleine Sünden können einfach ausgeglichen werden
  Bei den meisten Diäten ist man doch recht eingeschränkt sobald es darum geht auswärts zu essen. Anstatt im Restaurant nur einen kleinen Salat zu essen, kannst du ganz normal deine Mahlzeit genießen und am nächsten Tag machst du einfach etwas langsamer. Eine Geburtstagsfeier oder ein Restaurantbesuch sind mit dieser Ernährungsmethode kein Problem. Dank Intervallfasten ist eine Teilnahme am gesellschaftlichen Leben ganz normal umsetzbar und man verspürt keine Einschränkungen.

- Bessere Konzentrationsfähigkeit
  Ein weiterer positiver Effekt des Intervallfastens ist eine spürbare Verbesserung der geistigen Leistungsfähigkeit während der Fastenphasen.
  Nach der ersten Eingewöhnungsphase wird schnell deutlich, wie konzentriert und leistungsfähig man plötzlich ist und dass die Arbeit viel einfacher von der Hand geht.

- Erhalt der persönlichen Flexibilität
  Im Gegensatz zu anderen Abnehmprogrammen und Diäten gibt es beim Intervallfasten keine strikten Uhrzeiten, an welche man sich halten muss. Abgesehen vom Einhalten der Essenspausen, hat man weitestgehend freie Hand was die Gestaltung der Ernährung angeht.
  Aber auch hier sollte sich vorwiegend an gesunde Lebensmittel gehalten werden – hilfreich kann hier eine Ernährungsform nach der 80/20 Regel sein (siehe oben beschrieben)
  80% der Lebensmittel möglichst unverarbeitet und gesund, 20% der Lebensmittel dürfen aus verarbeiteten Dingen bestehen (Pizza, Fast Food, Süßigkeiten etc.)

- vollständige Sättigung über den kompletten Tag
  ein weiterer Vorteil ist, dass die Portionen recht groß ausfallen dürfen, da man diese nur 2-3 täglich einnimmt. Das bedeutet je nach Essenswahl sind mehrere Teller oder sogar ein Nachtisch möglich.
  Bei den meisten Diäten wird eine Mahlzeitenanzahl von 5-7 am Tag angepriesen, da diese angeblichen den Stoffwechsel ankurbeln sollen. Wie dieser aber wirklich funktioniert wurde auch in den vorherigen Lektionen bereits erklärt.

- Durchhalten fällt leichter
  Je länger eine gängige Diät anhält, desto weniger Lust verspürt man weiter bei der Sache zu bleiben, da häufig Heißhunger und strikte Pläne keinem Spaß machen und oft nach kurzer Zeit aufgegeben werden. Allein der Gedanke daran, die nächsten Wochen jeden Tag hungrig zu sein, dürfte den meisten Menschen so einiges abverlangen. Beim Intervallfasten sind es nur 16 Stunden bis eine sättigende Mahlzeit gegessen werden kann.

- Das Abnehmen funktioniert nebenbei und ist viel einfacher
  Die Zeit vergeht erstaunlich schnell und man hat das Gefühl, eigentlich nicht viel für seine Gewichtsabnahme getan zu haben und ganz nebenbei dankt es einem die Gesundheit mit vielen weiteren Vorteilen.

Personen, für welche das Intervallfasten nicht geeignet ist

Evolutionär bedingt ist unser Körper an den zyklischen Wechsel zwischen Essen und Fasten bestens angepasst. Der regelmäßige Wechsel zwischen Nahrungsknappheit und Nahrungsfülle ist in unseren Genen verankert, weshalb intermittierendes Fasten prinzipiell für Jeden empfehlenswert ist.
Deshalb können vitale, gesunde und ausgewachsene Menschen ohne Bedenken Fasten.

Allerdings gibt es auch hier ein paar Ausnahmen, für welche Personen das Intervallfasten nicht empfohlen wird:

- Kinder im Wachstum
- Schwangere und Stillende
- stark untergewichtige Menschen
- Essstörungen wie Anorexie, Bulimie oder Binge Eating

Auch folgende Personengruppen, welche unter bestimmten Vorerkrankungen leiden sollten vom intermittierenden Fasten Abstand nehmen:

- Amenorrhoe (fehlende Menstruation)
- Stoffwechselerkrankungen
- chronischen Krankheiten
- Krebserkrankungen
- hohem Lebensalter
- Niedriger Blutdruck
- Diabetes
- Migräne

Zu seiner eigenen Sicherheit sollte man daran denken, immer mit einem Arzt zu sprechen, bevor man sich für eine größere Diät oder Lebensstiländerung entscheidet.

Abnehmen nach dem 16/8 Prinzip

Statt Kalorien zu zählen und das Essen abzuwiegen, sich an Ernährungspläne zu halten und mit starken Einschränkungen leben zu müssen, gilt es beim Intervallfasten lediglich die Stunden zu bis zur nächsten Mahlzeit zu zählen.

Die 16/8 Methode ist auch unter der „Hirschhausen Diät" bekannt. Eckart Axel von Hirschhausen (* 25. August 1967 in Frankfurt am Main) ist ein deutscher Moderator, Mediziner, Zauberkünstler, Kabarettist, Comedian und Schriftsteller.

Von Hirschhausen hat das Intervallfasten ausprobiert und damit zehn Kilogramm abgenommen. Nach seiner Erfolgsgeschichte gewann diese Ernährungsform erneut an Beliebtheit, da immer mehr Menschen mit dieser Methode recht einfach Gewicht verloren.

Erfolge und Vorteile des Intervallfastens

Viele Menschen haben sich an das Intervallfasten nach der 16/8 Methode heran getraut und sind positiv überrascht. Es wurde oft berichtet, dass ein sehr großer Vorteil darin besteht, dass man nicht akribisch Kalorien zählen oder sich bestimmte Lebensmittel verbieten muss. Durch die Fastenzeit nimmt man automatisch **weniger Kalorien** zu sich und **verliert so an Gewicht**.

Hunger kann ein ziemlich unangenehmes Gefühl sein. Allerdings wissen nur die wenigsten von uns, was es bedeutet richtig Hunger zu haben. Meistens haben wir einfach Lust etwas zu essen und speichern diesen Impuls als **Hungergefühl** ab.

Viele Menschen greifen auch lediglich aus Langeweile zum Essen oder weil sie der Meinung sind, es sei an der Zeit eine Mahlzeit einzunehmen.

Das intermittierende Fasten soll einem in dieser Denkweise lockern, es gibt keine perfekte Anzahl an Mahlzeiten, die man einnehmen muss und es existiert auch keine feste Angabe zu einer Uhrzeit zu welcher man essen sollte.

Der Körper und der Geist soll weg von der sturen Unterteilung in Frühstück, Mittag- und Abendessen. Letztlich ist es auch nicht notwendig viele kleine Mahlzeiten über den Tag verteilt aufzunehmen.

Wieso sollte man nicht Abends einfach ein Marmeladenbrot zum „Abendessen" wählen oder eine Suppe zum „Frühstück"?
Und ob dieses Frühstück um 8 Uhr morgens stattfindet oder um 13 Uhr mittags ist doch letztlich völlig egal – Weg von diesem Schubladen Denken und zurück zum gesunden Körpergefühl.

Sobald wir unseren Körper kennen und verstehen, bedarf es keiner Hungerkur oder Verboten, es gilt die Rückkehr zum „intuitiven Essen", so wie man es früher kannte bevor die Medien voll mit Werbung für neue Snacks und zum Kontern mit Diätpillen war.

Insgesamt klingen die Vorteile des Intervallfastens fast zu gut um wahr zu sein. Aus der Erfahrung heraus, wissen viele Menschen, dass die meisten Diäten und Ernährungsformen nicht das halten was sie versprechen, da sie von der Werbeindustrie vermarktet werden.

Wenn man sich bei dieser „Lifestyle Ernährungsform" an die bereits genannten Regeln hält – **gesund und ausgewogen zu Essen und sich nicht maßlos vollzustopfen** – dann sind diese Vorteile erwiesen:

> Das Intervallfasten hilft in jedem Fall beim Abnehmen
> Sobald wir dem Körper ein wöchentliches Kaloriendefizit liefern, werden wir unter Garantie abnehmen – zuerst an Wasser, Magen- und Darminhalt und nach einiger Zeit auch an Körperfett!
>
> Wer sich anfangs täglich wiegt, sollte im Hinterkopf behalten, dass der Abnehmeffekt beim Intervallfasten nicht nur von der verminderten Kalorienaufnahme kommt, sondern vor allem durch **die längere Zeitspanne zwischen den Mahlzeiten.**
>
> In Studien wurde festgestellt, dass durch das Kurzzeitfasten die Kilos genauso gut schmelzen wie durch längere Fastenperioden. Aber Intervallfasten lässt sich leichter durchhalten und auch besser in den persönlichen Alltag integrieren.

> Fasten ist gesundheitsfördernd für den Körper
> Unabhängig davon, ob man beabsichtigt abzunehmen, das Intervallfasten bietet viele gesundheitliche Vorteile für den Körper:
> So bescheinigen viele Studien dem Intervallfasten einen möglichen positiven Einfluss auf Krankheiten wie

- Diabetes
- Herz-Kreislauf-Erkrankungen
- Demenz
- Rheuma
- Krebs

Dafür sorgen die bei allen Formen des Fastens eingebauten Zellreinigungsprozesse.

➢ Die Muskeln bleiben erhalten

Bei vielen gängigen Diäten und Abnehmprogrogrammen wird dem Körper viel zu wenig Energie und auch Eiweiß zugeführt. Daher kommt es oft zum Verlust von Muskelmasse, weil die Eiweißdepots des Körpers am schnellsten Energie liefern.

Eine bewusste Abnahme am Bauch oder den Hüften ist leider nicht möglich und auch nicht beeinflussbar. Da helfen auch keine speziellen oder gezielten Fitnessübungen.
Wer regelmäßig und ständig isst, der kann kein Fett verlieren!

Erst, wenn die Glykogenspeicher in Muskeln und Leber leer sind, beginnt Ihr Körper, Fettsäuren in Energie umzuwandeln. Das dauert nach einer Mahlzeit ca. 6-8 Stunden.

Diesen eingebauten Abnehmprozess während des Schlafens unterbrechen wir aber, wenn am Morgen unser Blutzucker niedrig und unsere Glykogenspeicher in der Regel leer sind – und wir gleich nach dem Aufstehen frühstücken.

negative Erfahrungen und Nachteile des Intervallfastens

Nachdem bisher ausschließlich die positiven Effekte und Auswirkungen des intermittierenden Fastens genannt wurden, kommen nun auch die negativen Seiten zur Sprache.

Wie oben erwähnt, gibt es einige wenige Personengruppen für welche diese Ernährungsform nicht empfehlenswert ist, da gesundheitliche Risiken bestehen.

Auch haben Menschen darüber berichtet, dass sie das Intervallfasten für sie nicht geeignet sei, da sie oftmals während der Fastenphasen starken Hunger verspürten. Teilweise litt die Lebensqualität stark darunter, da die Konzentrationsfähigkeit bei der Arbeit nicht vollständig vorhanden war.
Oftmals passt es auch einfach nicht in den Zeitplan, da tagsüber zu bestimmten Uhrzeiten keine Zeit ist eine große Portion Essen auf einmal einzunehmen. Es wird daher unter Umständen weiter gefastet und Abends fehlt dann der Appetit oder die Lust sich ein Mahl vorzubereiten.

Zusammenfassung der Nachteile beim Intervallfasten:

- Hungergefühl
- Der Magen wird kleiner
- Verabredungen zum Mittagessen fallen weg
- Straffer Zeitplan

Jeder sollte daher seine eigenen Erfahrungen sammeln und seinen persönlichen Weg finden. Man sollte diese Ernährungsform in jedem Fall ausprobieren (für mindestens 4 Wochen um ein Fazit bilden zu können).
In den ersten Wochen gilt es zu experimentieren: zu welchen Uhrzeiten nehme ich meine Mahlzeiten am besten ein? Lasse ich das Frühstück weg – oder doch lieber eine andere Hauptmahlzeit? In dieser Eingewöhnungsphase wird sich zunächst einiges ungewohnt, und womöglich auch mal unangenehm, anfühlen. Aber spätestens nach ein paar Wochen hat man dann seinen Weg gefunden

Die Diätlüge – warum die bisherigen Versuche abzunehmen gescheitert sind

Unter dem Begriff „Diät" verstehen die meisten Menschen eine zeitweise Ernährungsumstellung mit dem Ziel einer Gewichtsreduktion.

Allerdings sollte es sich nicht bloß um eine kurzzeitige Änderung der Essensgewohnheiten handeln sondern um eine dauerhafte Veränderung der Ernährungsform.

Ist eine Änderung in den Gewohnheiten nicht nur temporär, sondern längerfristig, so ergeben sich nachhaltige und überdauernde Effekte.

Für das Scheitern von Diäten gibt es viele verschiedene Gründe, daher haben die meisten übergewichtigen Menschen bereits viele Diätversuche hinter sich. Oftmals kommt es unter dem stetigen Wechsel von **Gewichtsab- und Zunahme zu dem Jojo-Effekt.**

Eine schnelle Reduktion des Gewichts geht mit einer noch viel rascheren Zunahme zum Ausgangsgewicht einher, sodass das Gewicht noch höher ist als zu Beginn.

Grund 1: Die Genetik

Unser Körper und unsere Gene sind für ein Überleben in knappen Zeiten optimiert. Permanente Hunger- und Dürreperioden haben während der Evolution dazu geführt, dass in unserem Körper vielfältige Überlebensprogramme für diese knappen Zeiten abgespeichert sind, um einen Hungertod zu vermeiden. Zu keiner Zeit hat es längere Phasen des permanenten Überflusses gegeben, wodurch wir nach heutigen Erkenntnissen auch kein Programm für ein „Zuviel" an Nahrung besitzen. Der Körper ist daher bestrebt, möglichst viel Energie zu speichern.

Crund 2: Gewohnhcitscsscn

Über Jahre stabilisierte Essgewohnheiten lassen sich in der Regel nicht in kurzen Zeitphasen verändern. Wir haben „gelernt" zu bestimmten Zeiten zu essen – unabhängig davon, ob wir Hunger haben oder nicht.

Grund 3: Weniger Körpergewicht = geringerer Energieverbrauch
Durch das bereits beschriebene Kaloriendefizit (es wird weniger Nahrung aufgenommen, als dass der Körper benötigt) kommt es zu einer Gewichtsabnahme, nach einiger Zeit wird Körperfett abgebaut.

Es wird aber auch aktives Muskelgewebe abgebaut, was wiederum eine Senkung des Energiebedarfs nach sich zieht. Der Körper braucht also weniger Energie. Um das Gewicht weiter zu reduzieren, muss die Energiezufuhr erneut angepasst und weiter reduziert werden. Wichtig ist dabei aber, dass die Zufuhr wichtiger Nährstoffe gewährleistet ist. Sport kann dabei helfen, das Muskelgewebe aufrecht zu erhalten und somit den Energiebedarf hoch zu halten.

Grund 4: Freunde/Bekannte und Familie werden nicht einbezogen
Das individuelle Verhalten ist in hohem Maße abhängig vom sozialen Netzwerk und das Ernährungsverhalten wiederum ist stark beeinflusst durch das Verhalten anderer. Die Wahrscheinlichkeit für einen Diäterfolg steigt mit dem Grad des Gesundheitsbewusstseins der Menschen im Umfeld. Im besten Fall ist die Familie und der Freundeskreis in das Vorhaben involviert, sodass diese unterstützen können.

Grund 5: zu großes Lebensmittelangebot
Das heute verfügbare Lebensmittelangebot ist enorm und zeichnet sich durch eine kaum zu überblickende Vielzahl an Produkten aus. Diese Vielfalt bringt einen Nachteil mit sich: je vielfältiger die Speiseauswahl ist, desto mehr wird konsumiert und desto schwieriger fällt es, die Kalorienaufnahme zu beschränken.
Da viele Angebote auch in der Werbung sehr verlockend sind, wird das Vorhaben abzunehmen rasch wieder verworfen.

Grund 6: XXL Verpackungsgrößen
Ein weiteres zentrales Thema sind große Portionen und Verpackungen, da diese zu einer erhöhten Kalorienaufnahme beisteuern. Viele Menschen neigen dazu, immer die komplette Tafel Schokolade zu essen, auch wenn es sich um ein 300g Packung handelt. Die Stoppsignale „leere Verpackung" oder „leerer Teller" sind im Falle von großen Verpackungen oder großen Tellern mit erhöhter Kalorienaufnahme verbunden.

Grund 7: Weniger Gewichtsverlust nach gewisser Diätphase

Zu Beginn einer Diät sind meist schnell größere Erfolge möglich, diese werden aber im weiteren Verlauf der Diät geringer werden. Dass sich nach einiger Zeit geringere Erfolge zeigen, ist ernährungsphysiologisch ganz normal; kann aber demotivierend sein. In einer solchen Situation darf nicht fälschlicherweise angenommen werden, dass die Diät nichts bringt. Wird an dieser Stelle auf alte Ernährungsweisen zurück gestellt, wird sich schnelle eine Gewichtszunahme einstellen.

Es ist immer hilfreich, das Gewicht über einen gewissen Zeitraum grafisch darzustellen, sodass der langfristige Erfolg sichtbar wird.

Grund 8: zu hohe Erwartungen und Ziele

Oftmals werden bereits zu Beginn des Vorhabens unrealistische oder zu hohe Erwartungen an einem selbst gestellt, z.B. 15 Kilo in 4 Woche abzunehmen ist unrealistisch und setzt die Person unter einen gewissen Zugzwang. Zu Beginn wird gehungert um das Ziel möglichst schnell zu erreichen. Bald wird die Motivation aber weniger, sobald realisiert wird, dass das Vorhaben nicht so rasch von statten geht.

Hier hilft nur, realistische Ziele und Meilensteine zu setzen. Das Gewicht soll langfristig langsam gesenkt werden, wird aber von Tag zu Tag schwanken.

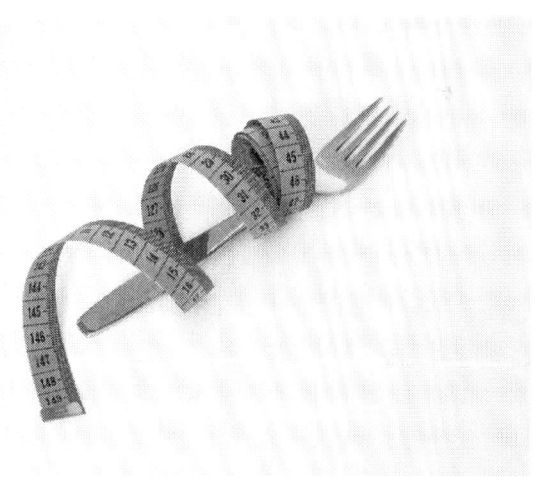

Die häufigsten Fehler beim Intervallfasten

Auch wenn das Intervallfasten relativ einfach umzusetzen ist, gibt es häufige Fehler, die man begehen kann, sodass der gewünschte Effekt ausbleibt.

Falsches Fastenbrechen

Da das Fasten die **Insulinsensitivität** steigert, reagiert der Körper sensibler auf das Insulin. Durch das Fasten steigt der Spiegel des Hormons Insulin in der Essensphase jedoch schneller an als ohne vorheriges Fasten.
Um die aufgenommenen Nährstoffe somit nicht in Form von Fetten zu speichern, muss das Fasten mit einer leichten Mahlzeit gebrochen werden, die den **Insulinspiegel** nicht in die Höhe treibt. Gemüse beeinflusst den Insulinspiegel nur minimal und eignet sich daher besonders gut als erste Nahrung nach einem Fastenintervall. Es bereitet den Körper zudem optimal auf folgende größere, fett- und proteinreiche Gerichte vor. Auch diese sollten möglichst kohlenhydratarm ausfallen, um den Insulinspiegel weiterhin niedrig zu halten und so die Fastenziele zu erreichen.

Als Gemüse-Ersatz kommen bei der ersten Mahlzeit ausschließlich proteinreiche Lebensmittel mit einem niedrigen Fettgehalt in Frage, beispielsweise Huhn oder magerer Fisch. Kohlenhydrat- und/oder fettreiche Speisen lassen den Insulinspiegel dagegen sofort in die Höhe schnellen. Als Folge speichert der Körper den Großteil der aufgenommenen Nährstoffe in Form von Fetten

Auch das Volumen der Mahlzeiten ist entscheidend. Während des Fastens schrumpft der Magen, da keine Nahrung aufgenommen wird. Wird nach dem Fastenintervall viel gegessen, weitet sich der Magen (sog. **Magendehnbarkeit**). Dies verursacht ein schnell wiederkehrendes Hungergefühl. Das richtige Fastenbrechen ist also entscheidend für den Erfolg des Intervallfastens.

Ungewolltes Fastenbrechen

Während des Fastens dürfen KEIN Kalorien aufgenommen werden. Jede Form von Energie, die dem Körper zugeführt werden, löst Stoffwechselreaktionen aus und somit wird das Fasten gebrochen bzw. unterbrochen.

Selbst ein Kaffee, der Milch und/oder Zucker getrunken wird löst die oben beschriebenen Vorgänge im Körper aus. Auch Nahrungsergänzungsmittel enthalten teilweise Kalorien und sind daher in der Fastenzeit nicht erlaubt, hierzu zählen z.B. auch BCAAs und Proteinpulver sowie Omega 3 oder CLA. Sie regen die Ausschüttung von Insulin an.

Zu wenig Trinken

Einer der häufigsten Fehler, der beim intermittierenden Fasten begangen wird, ist dass zu wenig getrunken wird.

Trinken ist während des Fastens von enormer Bedeutung für seine entgiftende Wirkung. Da Giftstoffe in Zellen eingelagert werden, müssen die toten Zellen samt den Giftstoffen aus dem Körper herausgespült werden – und zwar mit Hilfe von Wasser. Während wir fasten, erneuert der Körper seine Zellen: alte sterben ab, versorgen den Körper mit Energie und neue Zellen nehmen ihren Platz ein. Dieser Vorgang heißt **Apoptose**. Parallel zur **Zellerneuerung** wird durch Intervallfasten Körperfett verbrannt.

Auch im Körperfett sind Giftstoffe eingelagert, die mittels Wasser ausgeschieden werden müssen. Wer zu wenig trinkt, schränkt also die Möglichkeit des Körpers ein, sich dieser Gifte zu entledigen.

Zu wenig Essen

Wer sich während des Intervallfastens **kohlehydratreich** ernährt, leidet während der Fastenperioden in der Regel unter Hungergefühlen. Durch die kohlenhydratreiche Kost erhöht sich der Insulinspiegel sehr stark. Hieraus resultiert größerer Hunger in den auf das Essen folgenden Fastenstunden. Aus diesem Grund ist es grundsätzlich **besser proteinreiche Lebensmittel** zu essen anstatt Nahrungsmittel mit **hoher Kaloriendichte**.

Lebensmittel mit einem hohen Anteil an Wasser und Ballaststoffen haben in der Regel eine niedrige Energiedichte. Eine hohe Dichte an Energie haben dagegen Produkte, die viel Zucker, Fett und Stärke enthalten.

Niedrige Energiedichte (< 1,5 kcal/g)
Obst, Gemüse, Salat, Kartoffeln, mageres Fleisch wie Hühnerbrust oder Rinderfilet, fettarme Milch und Milchprodukte wie Joghurt, Quark, Buttermilch oder Frischkäse . Achtung: Mit steigendem Fettgehalt steigt auch die Energiedichte. Eine Avocado fällt ebenso wenig in diese Kategorie wie ein Camembert oder Sahnejoghurt.

Mittlere Energiedichte (1,5 – 2,5 kcal/g)
Getreideprodukte wie Brot, Brötchen, Müsli, Nudeln und Reis, Linsen, Fleisch und Frischkäse, Quark und Joghurt der Vollfettstufe

Hohe Energiedichte (> 2,5 kcal/g)
Wurst, Käse, Butter, Schlagsahne, Öl, Nüsse, Kuchen, Croissant, Kekse, Schokolade und anders Süßigkeiten, Knabbergebäck, Chips, Pommes Frites. Generell fallen Fastfood und stark verarbeitete Lebensmittel in diese Kategorie

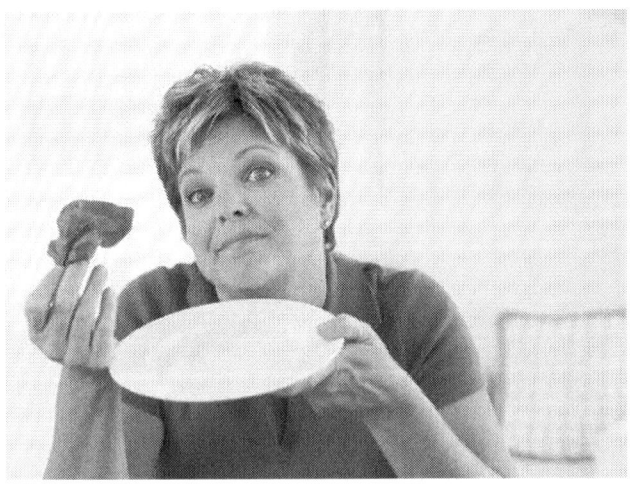

zu wenig Mineralstoffe aufnehmen

Beim Fasten werden viele (Gift-)Stoffe aus dem Körper gespült. Zusammen mit den Giften werden **Mineralstoffe ausgeschieden**, die lebenswichtige Körperfunktionen maßgeblich beeinflussen. Deshalb ist es äußerst wichtig, während der Fastenperioden ausreichend mit Mineralstoffen versorgt zu sein. Beispielsweise kann dem Trinkwasser ein wenig Salz hinzugefügt werden, um den Elektrolyte Haushalt aufzufüllen.

zu hohe Ziele setzen

Viele Diäten scheitern, da sie eine extreme Umstellung der Gewohnheiten erfordern. Sobald man seine Ernährung zu rasch umstellt, ist der Körper überfordert. Daher sollte man auch das Intervallfasten langsam angehen lassen um den Körper den Einstieg zu ermöglichen. Anfangs kann die Fastenphase erst einmal 12 Stunden betragen, um mit der Zeit ausgedehnt zu werden.

es werden ungesunde Lebensmittel konsumiert

So verlockend die Aussage, dass das Intervallfasten keine Diät ist und man wenige Einschränkungen in seiner Ernährung hat, sollte dennoch darauf geachtet werden, dass der Konsum von Fast Food oder Süßigkeiten nicht überhandnimmt.
Auch hier gilt, sobald dem Körper zu viel Energie zugeführt wird, wird sich dieser mit Extra Kilos revanchieren.

Jeder sollte für sich seine Balance in der Ernährung finden und neben den gesunden unverarbeiteten Lebensmittel auch kleine Sünden einbauen, denn so macht Essen Spaß.

Unveränderte Gewohnheiten

Fasten allein reicht nicht um dauerhaft Gewicht abzunehmen. Neben der Ernährung fallen noch viele weitere Punkte ins Gewicht, wie z.B. ausreichend Schlaf. Der Körper benötigt Zeit sich zu regenerieren.

Auch Stress sollte verringert werden, denn oftmals neigt man unter Druck dazu automatisch mehr zu essen.

Ebenfalls blockiert das **Stresshormon Cortisol** die Wirkung zweier wichtiger Hormone in unserem Körper:

1. Cortisol als Anti-Testosteron: Es unterbricht den Aufbau von Proteinen im Körper.

2. Cortisol als Anti-Insulin: Es zieht Proteine aus den Muskeln und wandelt sie in Glukose (Zucker) um.

Neben dem richtigen Training, der richtigen Ernährung und ausreichender Regeneration ist auch der richtige Umgang mit Stress ein wesentlicher Erfolgsfaktor, wenn wir unseren Körper verändern wollen.

Kombination mit anderen Diäten

Intervallfasten ist eine dauerhafte Ernährungsweise bzw. sogar eine Art Lebensweise, die vielleicht nicht unbedingt zu sehr schnellen Ergebnissen führt, dafür allerdings einen langfristig gesunden Lebensstil möglich macht.

Um gezielter abzunehmen, lässt sich das Intervallfasten auch problemlos mit anderen Ernährungsformen kombinieren:

- vegetarische Ernährung (Verzicht auf Fleisch)
- Clean Eating (unverarbeitete Lebensmittel)
- vegane Ernährung (Verzicht auf tierische Produkte)
- glutenfreie oder laktosefreie Ernährung

Dies sind lediglich einige Beispiele, es gibt noch unzählige weitere Arten und Formen der Ernährung.

Ebenfalls kann das intermittierende Fasten mit Diäten kombiniert werden. Allerdings ist dies nicht gleich zu Anfang zu empfehlen, da es für den Körper bereits eine große Umstellung sein wird nur noch während eines bestimmten Zeitfensters Nahrung aufzunehmen. Daher sollten wir diesen nicht noch mit Verzicht auf Nahrungsmittel in Form von Diäten überfordern.

Bei bereits vorangeschrittenen Intervall fastenden, welche sich bereits schon länger z.B. im 16/8 Rhythmus eingependelt haben, kann selbstverständlich eine bestimmte Ernährungsweise wie z.B. Low Carb ausprobiert werden.

Man sollte sich aber auch darüber bewusst sein, dass jede Diät Form einen Verzicht auf verschiedene Lebensmittel mit sich bringt, was auf Dauer auch zu einer Einschränkung der Lebensqualität führt und bei Abbruch wie bereits in vorherigen Kapiteln beschrieben zum Jojo Effekt führen kann.

Daher lautet die klare Empfehlung: KEINE Diät, sondern eine ausgewogene gesunde Ernährung mit ausreichend Bewegung. Auf diese Art ist es relativ einfach schlank zu werden und auch langfristig zu bleiben.

Heißhunger verstehen und richtig deuten

Heißhunger ist ein besonders großes Verlangen oder Bedürfnis nach süßen, salzigen oder fettigen Lebensmitteln. Er kommt meistens plötzlich und ist unerbittlich, bis man dieses Verlangen durch Süßigkeiten oder Fast Food gestillt hat.

Hunger – Teil des Wortes Heißhunger – ist natürlich einer der Hauptgründe, warum es zu Heißhungerattacken kommt. Das Hungergefühl sollte von vorne herein vermieden werden, indem man genau weiß was gegessen wird. Denn häufig lässt man sich von der Situation verleiten und greift dann zu Lebensmitteln, die einem nicht gut tun.

Das starke Verlangen nach bestimmten Lebensmitteln, vor allem nach was Ungesundem, kann viele Gründe haben. Oft wird Durst auch als Hungergefühl interpretiert und statt Wasser zu trinken wird oft zu ungesundem gegriffen.

Gerade wenn der Snack in Form eines Schokoriegels daherkommt, kann es folgende Auswirkung auf den Blutzuckerspiegel haben: die Kohlenhydrate aus einem Schokoriegel sind superschnell verfügbar, so dass der **Blutzuckerspiegel** rasant in die Höhe schnellt und es zu einer verstärkten Insulinausschüttung kommt.

Wodurch der Blutzuckerspiegel wiederum stark abfällt. Die Folge: **Erneute Unterzuckerung und Hunger** – ein Teufelskreislauf.

Beeinflussung durch Hormone

Einfluss auf unser Hungergefühl haben, neben dem Blutzuckerregulator Insulin, auch bestimmte Hormone, die für unsere Gefühle, Stimmungen, Stressreaktionen und unseren Schlaf verantwortlich sind beispielsweise Serotonin, Noradrenalin, Cortisol und Wachstumshormone.
Oftmals wird durch Schlafmangel (weniger als 7 Stunden täglich) vermehrt das Hormon Grehlin ausgeschüttet, welches den Appetit anregt. Ein ebenfalls genauso großer negativer Faktor kann Stress sein, denn hier kommt es zur Cortisol Ausschüttung (siehe auch Abschnitt oben).

Auch Frust ist für einige Menschen ein Grund wahllos ungesundes in sich hinein zu stopfen.

Hinweis auf Mangelerscheinungen

Manchmal versteckt sich hinter der plötzlichen Heißhungerattacke auf etwas Bestimmtes jedoch eine Mangelerscheinung. Heißhunger ist häufig auf einen speziellen Nährstoffmangel zurückzuführen.
Zum Beispiel verdeutlicht der dringliche Appetit auf Schokolade einen **Magnesiummangel.** Gerade das Magnesium aus Rohkakao ist hier relevant.
Bei Lust auf Käse steckt ein Mangel an Kalzium, Salz, Vitamin B12 und Vitamin A dahinter.

Krankhafte Heißhungerattacken

Ein stark ausgeprägter Appetit ist auf eine seelische oder körperliche Störung zurückzuführen.

Körperliche Störungen können unter anderem eine **Schilddrüsenstörung oder eine Stoffwechselstörung** in Form von Diabetes mellitus sein. Menschen mit Diabetes geraten schnell in eine Unterzuckerung, die sich durch Heißhunger bemerkbar macht. Dabei sinkt der Blutzuckerspiegel in einer Sekunde auf die andere ungewöhnlich bedrohlich ab.
Essstörungen und psychische Erkrankungen wie Depressionen sind häufig von einem krankhaften Heißhungerverhalten geprägt.
Auch Migräne-Patienten klagen über Heißhungerattacken, die meistens als Vorboten der starken Kopfschmerzen daherkommen.

Was hinter den Essensgelüsten steckt

Essensgelüste sind meistens ein Anzeichen für bestimmte Mängel an Vitaminen und Mineralstoffen des Körpers. Durch das Verlangen nach süßen, salzigen oder fettigen Speisen versucht der Körper diesen Mangel auszugleichen.
Allerdings sollten diese Zeichen richtig gedeutet werden, sodass die benötigten Nährstoffe durch gesunde und vollwertigen Lebensmitteln gedeckt werden können.

Heißhunger richtig deuten und fehlende Nährstoffe decken:

Heißhunger auf	Was der Körper benötigt	Gesunde Heißhunger-Snacks
Schokolade	Magnesium, Glucose	Banane, Nüsse
Süßigkeiten (z.B. Gummibärchen)	Glucose	Banane, Nüsse, Trockenobst (sparsam)
Kuchen	Glucose	Obst, Gemüse, Vollkornprodukte
Chips & salzige Nüsse	Salz	Vollkornbrot mit Salz, Oliven
Pizza & Burger	Salz, Energie	Gemüsesticks mit Humus + Nüsse + hartgekochtes Ei
Fleisch	Eisen, Vitamin B1	Linsen, Kichererbsen, Kürbiskerne, Brokkoli
Apfel	Wasser, Vitamin C	Verschiedene Obstsorten, Wasser z.B. Zitronenwasser
Käse	Vitamin A, B12, Kalzium, Energie, Salz	hochwertiger Käse, Brokkoli, Lachs
Kartoffeln	Vitamin K und Kalium	Kartoffeln, Süßkartoffeln
Frittiertes (z.B. Pommes)	Energie, Fettsäuren	Avocado-Brot, Fisch (z.B. Lachs)

Wie Heißhunger vermieden oder gestoppt werden kann

> ➤ regelmäßige Mahlzeiten

gegen häufigen Appetit und Heißhunger hilft es regelmäßig zu Essen. Auch beim Intervallfasten ist es wichtig, feste Essenszeiten in den Tag zu integrieren um in kein Hungerloch zu fallen.

> ➤ Ausreichend Trinken

Hunger wird oftmals mit Durst verwechselt. Es ist empfehlenswert direkt nach dem Aufstehen ein großes Glas Wasser zu trinken um den Flüssigkeitsverlust der Nach auszugleichen und die Verdauung anzuregen.
Generell sollte über den Tag immer viel getrunken werden, am besten in Form von Wasser oder ungesüßten Teesorten.

> ➤ Bewegen statt zu Essen

Durch Bewegung wird der Körper zum einen vom Hungergefühl abgelenkt und zum anderen normalisiert und zügelt sich der Appetit durch Sport und Bewegung im Alltag.

> ➤ Proteinreiche Lebensmittel

eine eiweißreiche Ernährung mit Quark, Hähnchen oder Bohnen (weitere proteinreiche Lebensmittel ganz oben im Kapitel) helfen dabei den Blutzuckerspiegel konstant zu halten. Der Körper hat über den Tag so mehr Energie, als wenn der Hauptteil der Lebensmittel aus Kohlenhydraten besteht.

> ➤ Grüner Tee als Appetitzügler

Anstatt eines Nachtisches kann eine Tasse grüner Tee getrunken werden, da diese Teesorten den Appetit besonders zügeln. Das Heißgetränk füllt den Magen und die Lust auf Süßes nimmt ab.

> ➤ Zähne putzen oder Kaugummi kauen

Gegen Heißhunger hilft nicht süßes Obst, sondern etwas Pfefferminzhaltiges. Pfefferminz ist schön scharf und verbreitet sich schnell im Mund. Der Appetit auf Süßes verschwindet wie von selbst. Also einfach zum Kaugummi greifen, ein Bonbon lutschen oder Zähne putzen.

Beispielplan beim Abnehmen nach dem 16/8 Prinzip

Zu Beginn ist es wichtig sich ein Zeitfenster festzulegen, in welchem man seine Mahlzeiten zu sich nehmen möchte bzw. kann. Bei der 16/8 Methode sind täglich 8 Stunden zum Essen bestimmt, in den restlichen 16 Stunden wird gefastet.

In nachfolgendem Beispielplan wird in dem Essensfenster von 10-18 Uhr gegessen, diese Zeiten eignen sich für den Anfang relativ gut, da hierbei z.B. nach dem Abendessen um 18 Uhr bis zum nächsten Tag auf weitere Mahlzeiten verzichtet wird.
Mit vorangeschrittenem Stadium kann das Zeitfenster auch weiter nach hinten hinaus geschoben werden, z.B. 12-20 Uhr, sollte man vielleicht aus beruflichen Gründen erst recht spät nach Hause kommen, sodass die Möglichkeit eine frühen Abendessens nicht besteht.

Letzte Mahlzeit am Vortag	Abendessen nach Wahl wurde um 18 Uhr beendet. Aber hier nur noch Wasser, Tee oder Kaffee trinken.
Frühstück	**10:00 Uhr**: Frühstück nach Wahl. Beispiel für ein eiweißreiches Frühstück: - Spiegelei, Baked Beans und Bacon Beispiel für ein kohlehydratreiches Frühstück: - Brötchen und Marmelade
Mittagessen & Nachtisch	**14 Uhr**: Mittagessen nach Wahl. Besonders gesund: - Hähnchenbrust mit Reis Es geht aber genauso Schnitzel mit Pommes. Der Magen sollte gut gefüllt sein, ggf. als Nachtisch etwas Obst oder ein Eis, ein Stück Schokolade

Workout / Snack	Kurz vor der letzten Mahlzeit wäre ein kurzes Workout ideal, z.B. 30 Minuten joggen - Ist aber keine Pflicht. Ein Snack wie Nüsse, Obst oder Gemüse sind ebenfalls kein Problem, sollten aber nicht übertrieben werden, da gerade Nüsse viele Kalorien haben und Obst die Insulinkurven nach oben treibt.
Abendessen	Rechtzeitig mit der Zubereitung für das Abendessen beginnen, so dass mindestens 15 Minuten Zeit sind, um bis **18:00 Uhr** fertig gegessen zu haben und mit den 16 Stunden fasten beginnen können. Bei der Speisewahl darf frei entschieden werden.
16 Stunden fasten!	**18:00 Uhr - 10:00 Uhr** am nächsten Morgen **fasten**!! Erlaubt sind Wasser, Grüner Tee, schwarzer Tee, Ingwertee und schwarzer Kaffee ohne Milch und Zucker.

Die wichtigsten Fragen und Antworten zum Intervallfasten

Nachdem die grundlegenden Dinge zum Thema Intervallfasten erklärt und auch einige Beispiele aufgeführt wurden, sollen nun gezielt noch die wichtigsten Fragen zum Thema beantwortet werden.

Es werden unter anderem auch nochmals Erläuterungen aufgegriffen, welche bereits in den vorherigen Kapiteln behandelt wurden. Daher ist dieser Abschnitt auch als zusätzliche Zusammenfassung und Überblick zu sehen.

Was darf in der Fastenphase gegessen oder getrunken werden?

In der Fastenphase wird auf jegliche Art von Nahrungsmitteln verzichtet. Erlaubt sind kalorienfreie Getränke wie Wasser oder ungesüßter Tee, diese helfen während der essensfreien Zeit Hungerlöcher zu überbrücken.
35 kcl ist eine Grenze, die man nicht überschreiten sollte. Mit Milch und Zucker wird diese Grenze sehr schnell überschritten, die positiven Stoffwechselvorgänge werden gebremst und so der gesundheitliche Aspekt von Intermittent Fasting minimiert.

Ist es ungesund das Frühstück ausfallen zu lassen?

Bislang ist man davon ausgegangen, dass ein ausgewogenes Frühstück der beste Start in den Tag ist. Allerdings widerlegt die Theorie des Intervallfastens diese Aussage.
Aufs Frühstück zu verzichten kann vor **Bluthochdruck und Diabetes** schützen und die Mahlzeit am Morgen ist nicht die wichtigste des Tages.

Oftmals ist das Frühstück sogar die ungesündeste Mahlzeit des Tages, da Lebensmittel mit hoher glykämischer Last verzehrt werden, sprich Lebensmittel, die den Blutzuckerspiegel im Nu in die Höhe treiben, wie z. B. Brötchen mit Nutella, Croissant mit Marmelade, Toast mit Honig, Cornflakes usw.

Ein Frühstück dieser Art erhöht den Blutzuckerspiegel schnell, doch fällt derselbige anschließend auch wieder rasant in die Tiefe, was nun wiederum rasch erneut zu Hunger führt.

Der Organismus wechselt leichter in die in eine effiziente Fettverbrennungsphase, wenn das Frühstück ausgelassen wird.

Was darf während der Essensphase gegessen werden?

Generell darf in der Essensphase, welche beim 16/8 Intervallfasten, täglich 8 Stunden andauert alles gegessen werden.
Um abzunehmen ist aber trotz alledem **ein Kaloriendefizit Pflicht,** was bedeutet, dass weniger Kalorien aufgenommen als verbraucht werden.
Somit sind alle Lebensmittel erlaubt, man sollte aber dennoch eine gesunde Balance finden ohne Verbote, aber auch nicht zu sehr über die Strenge schlagen.
Auch hier ist die klare Empfehlung viel Gemüse, Obst, Eiweiß und Vollkornprodukte zu essen. Als Nachtisch oder kleine Belohnung kann etwas Süßes gegessen werden.
Verarbeitete Lebensmittel sollten durch Vollwertkost ersetzt und auf raffinierten Zucker sowie Süßungsmittel verzichtet werden.

Welche Mahlzeit sollte ausgelassen werden?

Nach Ansicht einiger Experten sollte man das Abendessen weglassen oder zumindest Abends auf Kohlenhydrate verzichten. Um den Blutzuckerspiegel für die Nacht zu senken wäre es optimal zusätzlich etwas Bewegung am Abend einzubauen wie z.B. einen Spaziergang oder eine kleine Sporteinheit.
Laut einer **Studie des Deutschen Diabetes Zentrums** kann der **Verzicht aufs Frühstück** bei Erwachsenen die Entstehung eines Diabetes Typ 2 begünstigen. Zudem würden Menschen, die auf ihr Frühstück verzichten, tagsüber und abends mehr Kohlenhydrate essen. So bleibe der Blutzuckerspiegel die gesamte Nacht hoch: Das könne langfristig das **Diabetes-Risiko** erhöhen.

Andere Ernährungsmediziner vertreten die Ansicht, dass es egal sei, ob man das **Frühstück oder das Abendessen** ausfallen lässt. Wichtig sei es vielmehr, dass die Esspausen eingehalten würden.

Mit dem neuen Verfahren der "Rund-um-die-Uhr-Blutzuckermessung" haben Lübecker Forscher herausgefunden, dass es **unterschiedliche Insulin-Typen** gibt: Für viele sei der Verzicht aufs Abendessen günstig, andere sollten jedoch das Frühstück weglassen, um das Diabetes-Risiko zu senken.

Zählt die Schlafenszeit zum Fasten?

Ja, auch die Schlafenszeit zählt zum Fasten. Dies ist auch der Grund, weshalb das Intervallfasten relativ einfach umzusetzen und die Essenspausen leicht eingehalten werden können. In der Regel sollte ein Erwachsener 7-8 Stunden schlafen, was bedeutet, dass schon die Hälfte der Fastenzeit geschafft ist bei der 16/8 Variante.

Gibt es Nebenwirkungen, die auftreten können?

Nein. Bisher konnten für gesunde Menschen keine negativen Effekte bei Intermittent Fasting festgestellt werden.
Bei bestimmten Vorerkrankungen ist allerdings von dieser Ernährungsform abzuraten:

- Mangel- und Unterernährung
- Amenorrhoe (fehlende Menstruation)
- Niedriger Blutdruck
- Diabetes
- Migräne

Muss ich täglich fasten?

Nein, das Intervallfasten muss nicht täglich betrieben werden um die genannten Vorteile zu erlangen. Einige Menschen fasten auch nur wenige Tage in der Woche um das Gewicht zu regulieren.
Jeder sollte die für sich passende Methode finden und eventuell auch verschiedene Fastenmethoden ausprobieren wie im Kapitel ganz oben erläutert.

Wie finde ich den Einstieg in das intermittierende Fasten?

Der Anfang ist immer am schwersten und hier sollte man sich nicht unnötigen Druck machen. Es empfiehlt sich, nicht von vorneherein die komplette Fastenphase von heute auf morgen einzuhalten, den der Körper muss sich erst an die Umstellung gewöhnen.
Als sehr harmonisch hat sich eine Fastenzeit von 18-10 Uhr erwiesen, da für die meisten Menschen dabei die geringsten Einschränkungen und Anpassungen gemacht werden müssen.
Auch hier sollte jeder individuell ausprobieren was am besten in den Tagesablauf passt.
Wann genau man sich die 16 Stunden fasten pro Tag setzt, ist dabei egal und sollte auf die individuellen Bedürfnisse angepasst werden.

Um den Intervallfasten Einstieg in den neuen Tagesablauf so angenehm wie möglich zu machen, kann man den Entschlackungsprozess mit bestimmten Nahrungsmitteln und Tees zu Beginn unterstützen. Das **Kurzzeitfasten 16/8** soll schließlich keine Qual sein. Auch sollte man nicht das Gefühl bekommen hungern zu müssen, da das Vorhaben sonst schnell wieder aufgegeben wird.

Kann ich auch ohne Gewichtsabnahme nach dem 16/8 Prinzip leben?

Ja, auch ohne gewollte Gewichtsabnahme kann man das Intervallfasten als Ernährungsform wählen. Wie bereits erwähnt, handelt es sich dabei um keine klassische Diät, sondern um einen Lebensstil der dem Körper neben der Gewichtsabnahme viele weitere Vorteile bietet.

Möchte man das Konzept verfolgen, ohne abzunehmen sollte man lediglich darauf achten **kein Kaloriendefizit** zu fahren, sondern auf **Erhaltungskalorien** zu essen.

Dies bedeutet, dass man genauso so viel isst, wie der Körper auch als Energie benötigt. Um dieses Ziel zu erreichen hat man verschiedene Möglichkeiten:

- Berechnung der benötigten Kalorien (mit einem Fitnesstracker oder einem Kalorienrechner im Internet)
- intuitives Essen (nach Gefühl) und Messung der Körpermaße oder Gewicht auf der Waage

Sobald das Gewicht auf der Waage steigt oder sinkt, bzw. sich die Maße und das Spiegelbild ungewollt verändern sollte man Anpassungen vornehmen, je nachdem mehr oder weniger essen.

Wie halte ich das Hungergefühl aus?

Viele Menschen haben Angst mit dem Intervallfasten zu beginnen, da sie der Meinung sind, dass in der essensfreien Zeit großer Hunger auftreten könnte. Wer noch nie gefastet hat, glaubt, dass der Hunger umso größer wird, je länger er mit dem Essen wartet.

Allerdings ist es genau umgekehrt: **Hunger kommt und geht, er bleibt nicht ständig und wächst auch nicht immer stärker.**

Interessanterweise wird er durchs Fasten sogar geringer. Das zeigen sowohl Erfahrungen als auch Studien

Oftmals wird **Hunger aus Gewohnheiten** heraus ausgelöst oder auch nur als solcher wahr genommen. Hunger wird auf physiologischer Ebene vor allem von Hormonen beeinflusst und ist ein Prozess, der durch viele verschiedene Faktoren in Gang gesetzt werden kann

Wenn wir es gewohnt sind zu frühstücken oder zu Abend zu essen, dann führt das dazu, dass wir zu einer bestimmten Uhrzeit ganz automatisch Hunger bekommen, ganz einfach dadurch, weil wir normalerweise zu dieser Tageszeit etwas essen.
Gewohnheiten lassen sich am besten dadurch verändern, indem man sie unterbricht und an Stelle dessen etwas anderes zur Gewohnheit macht.

Jeder, der schon einmal ein paar Tage lang gefastet hat, weiß es: die ersten zwei, drei Tage sind hart, aber dann geht das Fasten auf einmal ganz wunderbar. Der Hunger ist verschwunden und man fühlt sich die meiste Zeit **energiegeladen und hoch motiviert.** Interessanterweise zeigen auch Studien dass die **Ghrelin Werte** bei einer dreitägigen Fastenperiode stetig abnehmen und damit auch das Hungergefühl.

Hunger sollte in erster Linie eine **anregende und vitalisierende Wirkung** haben und keine unangenehmen Gefühle verursachen.

Gesunder Hunger hat viele positive Auswirkungen, er macht aktiv und leistungsfähig und er verjüngt und regeneriert unseren Körper.

Müssen Kalorien gezählt werden?

Um Abzunehmen und Fettmasse zu verlieren benötigt der Körper ein **Kaloriendefizit.** Das Kalorienzählen ist eine Möglichkeit um auf Nummer sicher zu gehen und die notwendige Menge an Nahrung aufzunehmen bzw. nicht über die Strenge zu schlagen.
Allerdings ist diese Methode für viele Menschen im Alltag zu umständlich, da nicht jedes Lebensmittel abgewogen und erfasst werden kann, für viele bedeutet diese Art auch eine Starke Einschränkung der Lebensqualität.

Intervallfasten soll im Gegensatz zu einer klassischen Diät nie mit einer **radikalen Kalorienreduktion** einhergehen. Das Intervallfasten ist ein langfristiges Konzept, was eine Gewichtsabnahme über einen längeren Zeitraum ermöglicht, sodass das erzielte Gewicht auch langfristig und gesund gehalten werden kann.

Das Kalorienzählen ist daher nicht notwendig, da der Körper lernt auf das natürliche Hungergefühl zu hören und **intuitiv** zu essen. Nach etwas Zeit hat man den Dreh heraus und weiß die Signale des Körpers zu deuten.

Warum kann ich nicht einfach weniger essen um abzunehmen?

Wenn man einfach nur weniger isst, passt sich der Körper der verringerten Energiezufuhr an und der Umsatz wird dadurch gesenkt. Es entsteht ein Hungergefühl, der Körper fängt an zu frieren und man leidet unter **Konzentrationsschwäche**.

Wird auch noch weniger Eiweiß aufgenommen und wenig bis kein Sport getrieben, wird Muskulatur abgebaut. Auch nach Beendigung der Diät bleibt der Grundumsatz niedrig, da die abgebaute Muskulatur einer der Faktoren ist, welcher mehr Energie als Fett benötigt.

Nach solchen Crash Diäten nimmt man recht schnell wieder zu, da der Körper nach Essen schreit und unter Heißhunger Attacken leidet → Jojo Effekt.

Beim Intervallfasten hingegen bekommt der Körper nicht dauerhaft zu wenig Nahrung, sondern nur innerhalb bestimmter Zeitfenster nicht.

In dieser Zeit schaltet er auf **Fettverbrennung** um. Muskulatur wird dabei nicht abgebaut.

Sind Süßigkeiten oder Fast Food erlaubt?

Das Fasten bietet dem Körper viele Gesundheitliche Vorteile, wie z.B. die Verringerung von

- Diabetes
- Herz-Kreislauf-Erkrankungen
- Demenz
- Rheuma
- Krebs

Dafür sorgen die bei allen Formen des Fastens eingebauten Zellreinigungsprozesse. Siehe hierzu auch Abschnitt weiter oben. Dieser Prozess ist unabhängig vor Nahrung, die dem Körper zugeführt wird.

Es sind auch stark verarbeitete Lebensmittel wie Süßigkeiten oder Fast Food erlaubt. Allerdings sollte man sich bewusst sein, dass es bei diesen Mahlzeiten besonders stark zum Anstieg des **Blutzuckerspiegels** und somit der **Insulinausschüttung** kommt.

Am besten funktioniert das Intervallfasten, wenn nur zwei Mahlzeiten und ein Zwischensnack eingenommen wird innerhalb des Essensfensters. Die Wirkung des Fastens wird deutlich verstärkt, wenn nährstoffreiche Lebensmittel mit wenig Zucker und verarbeiteten Kohlenhydraten aufgenommen werden.

Es empfiehlt sich in jedem Fall statt Schokolade oder Gummibärchen z.B. Nüsse oder Trockenobst zu wählen.

Nichtsdestotrotz sollte man zu keiner Zeit das Gefühl haben auf etwas verzichten zu müssen, daher muss man für sich selbst entscheiden was genau man essen möchte.

Wie ist während einer Krankheit mit dem Intervallfasten umzugehen?

Während einer Krankheit oder Erkältung empfiehlt es sich zuerst auf seinen Körper zu hören und ihm die Energie zu geben, die er benötigt um zu Regenerieren und gesund zu werden.

Das Intervallfasten ist kein Zwang und kann natürlich unterbrochen werden, sobald sich der Körper in einer Ausnahmesituation befindet.

Oftmals hat man während einer Grippe sowieso keinen Hunger, da der Körper seine Kräfte in den Heilungsprozess steckt, daher wäre Verdauungsarbeit nur störend.

Wann sehe ich erste Erfolge beim Intervallfasten?

Eine Pauschale Aussage ist leider nicht möglich, da jeder Mensch eine andere Ausgangssituation hat, das heißt z.B. anderes Gewicht, Vorerkrankungen, nach der Schwangerschaft etc.

Generell ist es so, dass jemand mit starkem Übergewicht schneller abnehmen kann als jemand mit weniger Gewicht.

Neben dem positiven Effekt des Gewichtsverlustes, wird sich auch der deutlich bessere Schlaf bemerkbar machen auch die Heißhungerattacken sollten weniger werden und dadurch ist man weniger gestresst und ausgeglichener.

Bonus

Ernährungsfehler vermeiden und Gewicht langfristig halten

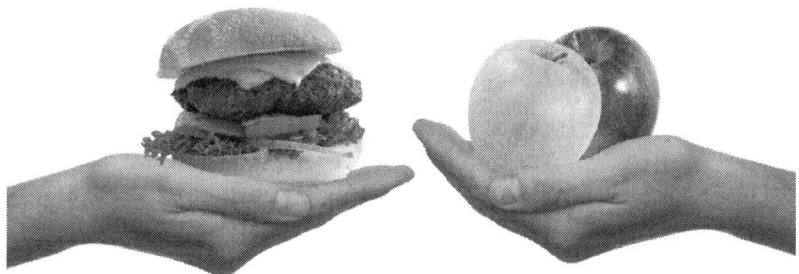

Diätmythen erkennen - die Wahrheit über Fettabbau

Es gibt immer noch viele hartnäckige Diätmythen, welche viele Menschen daran hindern wirklich erfolgreich abzunehmen und vor allen Dingen dauerhaft das Wunschgewicht auch zu halten ohne dem Jojo Effekt zu verfallen.

Abnehmen kann man nur, wenn man dem Körper weniger Energie zuführt, als dass man verbraucht = Kaloriendefizit !

Jegliche anderen Aussagen zum Gewichtsverlust sind schlicht und ergreifend nicht korrekt.

Diät-Mythos : Essen nach 18 Uhr macht dick

Viele Menschen sind der Meinung, dass Mahlzeiten nach 18 Uhr dick machen. Eine lange Essenspause vom frühen Abend bis zum nächsten Morgen soll die Fettverbrennung im Körper begünstigen. Hierfür besteht kein eindeutiger Beweis. Entscheidend für eine Abnahme ist nicht der Zeitpunkt bzw. die Uhrzeit der Essenseinnahme sondern wie viele Kalorien insgesamt über den Tag aufgenommen werden.
Diese These wurde wahrscheinlich ursprünglich verbreitet, da es so einfacher ist weniger Kalorien aufzunehmen bzw. ein spät abendliches Essen z.B. vor dem Fernseher zu vermeiden.

Diät-Mythos : Light Produkte machen schlank

Light Produkte alleine helfen nicht beim langfristigen Abnehmen. Am besten man hält sich an die natürlichen (unverarbeiteten) Light-Produkte wie mageres Fleisch, Magerquark, Kartoffeln, Gemüse usw.
All diese Naturprodukte sind kalorienarm und sättigen lange, sodass das Hungergefühl erst einmal ausbleibt.

Die meisten Light Produkte sind teurer als das normale Alternativ Produkt und das Geheimnis hinter diesen „leichten Lebensmitteln" liegt in dem versteckten Wasser und aufgeschäumter Luft weshalb man nicht ausreichend gesättigt wird.

Diät-Mythos : Süßes ist während einer Diät verboten

Auch in einer Diät sollte kein Lebensmittel komplett ausgeschlossen werden.

Voraussetzung ist, dass man nicht über sein Kalorienziel hinaus schießt. Um langfristig erfolgreich sein Gewicht zu halten sollte man darauf achten sich nichts zu verbieten und in Maßen zu genießen.

Um den Jojo Effekt zu vermeiden und eine Diät dauerhaft durchhalten zu können sollte man eine gesunde Balance finden, denn nur so geht man unerwünschten Essanfällen und dem Mehrgewicht aus dem Weg.

Diät-Mythos : Margarine ist besser als Butter

Butter und Fett gelten noch immer als Dickmacher. Margarine besteht aus pflanzlichem Fett und enthält weniger Cholesterin und ist teilweise kalorienärmer.

Allerdings ist der Kaloriengehalt von Butter (754 kcal bei 100 g) und Margarine (722 kcal bei 100 g) fast identisch.

Cholesterin aus Milchfetten ist für gesunde Menschen lebenswichtig, denn es schützt die Zellmembranen und Nerven, hilft bei der Bildung von Vitamin D und Hormonen.

Zuviel Cholesterin sollte über die Nahrung nicht aufgenommen werden, sonst wird die Körpereigene Cholesterinproduktion gedrosselt.

Butter oder Margarine sind demnach beides nicht ungesund, solange sie in Maßen genossen werden.

Diät-Mythos : Süßstoffe sind gefährlich

Chemische Stoffe wie Aspartam oder Cyclamat standen jahrelang unter dem Verdacht Krebserregend zu sein oder Allergien auszulösen.

Außerdem wurde davon ausgegangen, dass man durch diese Süßstoffe tatsächlich rascher zunehmen könnte, da der Körper durch die Aufnahme der künstlichen energiearmen Stoffe einen Reiz im Gehirn erhält, welcher tatsächlich nach zuckerhaltigen und energiereichen Lebensmitteln verlangt.

Diese Vermutungen wurden alle widerlegt. Trotzdem wurde ein Maximalwert festgelegt (ADI-Wert), welcher als Unbedenklich gilt, wenn man lebenslang täglich diese Mengen zu sich nimmt.

Eine 60 KG schwere Frau könnte demnach täglich 4,5 Liter Light Limonade trinken ohne gesundheitliche Risiken einzugehen.

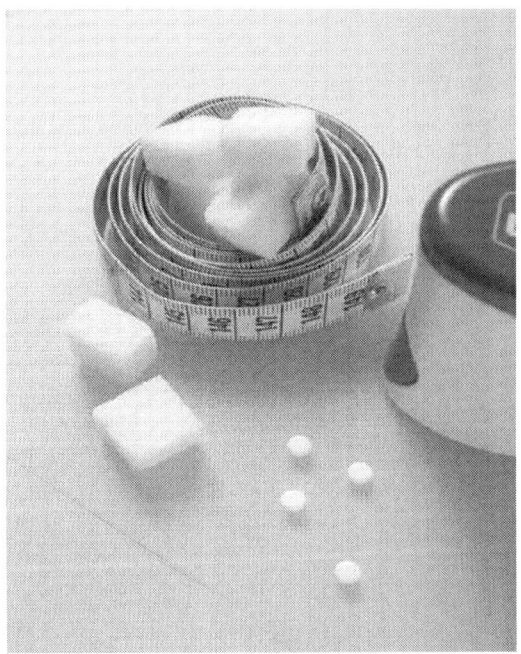

Diät-Mythos : Kohlenhydrate machen dick

Der Low Carb Trend ist in aller Munde, immer mehr Menschen verzichten auf Kohlenhydrate im Glauben dadurch schlank zu werden.

Es gibt zwei Arten von Kohlenhydraten: die **schnellen Kohlenhydrate** (kurzkettige), das sind verarbeitete Lebensmittel wie z.B. Zucker, Traubenzucker und Milchzucker. Sie sind vor allem in Süßigkeiten, Weißbrot, hellen Nudeln oder Marmelade vorhanden.
Auf diese Lebensmittel sollte man weitestgehend verzichten, da diese unseren Insulinspiegel ansteigen lassen und der Blutzuckerspiegel sinkt. Dadurch entsteht **Heißhunger**, meistens auf noch mehr Süßes.

Die **langsamen Kohlenhydrate,** auch als hochwertige langkettige Kohlenhydrate bekannt, sind z.B. Stärke, Glykogen und auch Ballaststoffe. Diese kommen hauptsächlich in Vollkornprodukten (Brot Nudeln, Haferflocken etc.), Hülsenfrüchten, Obst und Gemüse vor.
Diese Art der Kohlenhydrate sättigen lange und es entsteht nicht so schnell Heißhunger. Nach dem Verzehr wird weniger Insulin ausgeschüttet und das Gehirn wird mit Energie versorgt.

Daher ist die Pauschale Aussage, dass Kohlenhydrate dick machen nicht korrekt und man braucht sich als Kartoffel oder Nudel Fan nicht mit „Low-Carb" zu quälen. Auch hier gilt ein gesundes Maß verhilft zu einem uneingeschränkten und genussvollen Lebensstil.

Lebensmittel nicht in gesund und ungesund einteilen

Die gute Nachricht ist: es gibt keine gesunden und ungesunden Lebensmittel.

Viele Menschen sind der Meinung, die typisch gesunden Nahrungsmittel sind Gemüse, Obst, Fisch, Quark, mageres Fleisch usw. Als ungesund werden Schokolade, Pommes, Eis, Pizza, Burger und Fast Food im Allgemeinen eingestuft.

Aber letztlich sollte der gesamte Lebensstil und die dazugehörige Ernährung gesehen werden. Solange man sich ausgewogen ernährt und den Körper mit den wichtigsten Nährstoffen versorgt ist es absolut unbedenklich auch mal eine Pizza essen zu gehen oder eine Packung Chips.

Erst wenn die Ernährung nur aus kurzkettigen Kohlenhydraten besteht wie z.B. Weißbrot mit Nutella zum Frühstück, Currywurst mit Pommes zum Mittagessen, Abends eine Tafel Schokolade und das täglich, sollte man seine Nahrungsaufnahme überdenken.

Es kann auch durchaus ungesund sein täglich nur Gemüse zu essen, wenn sonst keine anderen Nahrungsmittel aufgenommen werden.

Eine Unterteilung macht lediglich dann Sinn, wenn die Lebensmittel in nährstoffreiche und nährstoffärmere Produkte gegliedert werden.

Hier sollte dann überwiegend zu **nährstoffreichen Lebensmitteln** gegriffen werden **(80%)** und weniger zu **nährstoffarmen Lebensmitteln (20%)**.

Flüssige Kalorien können die Abnahme beeinflussen

Einer der häufigsten Fehler beim Abnehmen ist, dass oftmals eine Vielzahl an Kalorien durch Getränke und Säfte aufgenommen werden.

Die täglich durch Cola, Eistee, Smoothies oder Frappuccino getrunkenen Mengen an Kalorien werden häufig außer Acht gelassen, was dazu führt, dass man deutlich in einen Kalorienüberschuss gelangt und somit eine Gewichtsabnahme verhindert.
Oftmals reicht es schon aus, Limonaden durch kalorienarme Getränke wie einfaches Wasser, ungesüßte Tees oder Light Getränke zu ersetzen.

Auch häufig unterschätzt werden Saucen und Dressings. Diese sollten durch selbstgemachte Alternativen ersetzt werden und es sollte auch auf die konsumierte Menge geachtet werden.

Das Weglassen dieser flüssigen Kalorien kann täglich mehrere Hunderte Kalorien ausmachen.

Achtung gilt auch bei den gesunden Smoothies. Oftmals werden diese bereits Verzehr fertig in Supermärkten angeboten und gelten als wahre Vitaminbomben für einen gesunden Start in den Tag, auch selbstgemacht sind sie schnell und eignen sich gut zum Mitnehmen. Vielen Menschen fällt der tägliche Verzehr von Obst und Gemüse relativ schwer, weshalb es sich anbietet die empfohlene Dosis zu trinken, den klein püriert und flüssig ist die Menge schneller und leichter getrunken als gegessen.

Besser ist es immer seine Kalorien zu essen und vor allen Dingen zu kauen, da der Sättigungsprozess hierbei eher hervorgerufen wird. Smoothies sind eher als Süßigkeiten anzusehen, da sie eine Menge an Obst enthalten und oftmals Zucker zugeführt wird.

Verbote und Stress vermeiden

Stress ist ein oft unterschätzter Faktor, der den Fettabbau enorm blockieren kann. Viele Menschen leiden unter Zeitdruck, bedingt durch Beruf, Familie, Haushalt und weiteren Verpflichtungen.

Ein direkter Zusammenhang zwischen chronischem Stress und Fettleibigkeit ist wissenschaftlich längst nachgewiesen.

Stress kann durch **psychische und physische Faktoren** entstehen.

Psychischer Stress entsteht wenn wir Gedanken eine negative Bedeutung geben. Diese entstehen durch Konflikte und Situationen, von denen wir glauben, dass sie uns überfordern könnten (Termin-/Leistungsdruck, Geldsorgen, gesundheitliche Probleme etc.)

Viele Menschen klagen über die Nebenerscheinungen wie z.B. Müdigkeit, Kopfschmerzen, Schlafstörungen, Reizbarkeit etc.

Physische Stress Faktoren sind auf Schlafmangel, unbekannte Lebensmittelunverträglichkeiten und Allergien, Schadstoffe und Medikamente etc. zurück zu führen.

Der Körper reagiert in Stresssituationen mit der Ausschüttung des Hormons **Cortisol**. Dieses blockiert die Wirkung zweier wichtiger Hormone in unserem Körper:

1. Cortisol als Anti-Testosteron: Es unterbricht den Aufbau von Proteinen im Körper.

2. Cortisol als Anti-Insulin: Es zieht Proteine aus den Muskeln und wandelt sie in Glukose (Zucker) um.

Außerdem hemmt Cortisol den Fettabbau, es ist ein Tageshormon und kann je nach Verfassung auch Gegenteilig wirken. Wenn wir entspannt sind und uns wohl fühlen, kann Cortisol sogar Fettverbrennend wirken, z.B. direkt am Morgen, wenn der **Insulinspiegel niedrig und der Testosteronspiegel hoch ist.**

Es ist enorm wichtig seinen Körper kennen zu lernen und Stress entgegen zu wirken, denn nur so kann die Gewichtsabnahme erfolgreich verlaufen.

Abnehmen bedeutet für den Körper auch Stress, da oft versucht wird die Ernährung einzuhalten und sich Lebensmittel verboten werden.

Effektive Tipps gegen Stress sind:

- den Kaffeekonsum verringern
- gesunde Ernährung
- sich eine Auszeit gönnen und etwas tun was einem gut tut
- regelmäßige Sporteinheiten und Bewegung
- Lachen und die Seele baumeln lassen

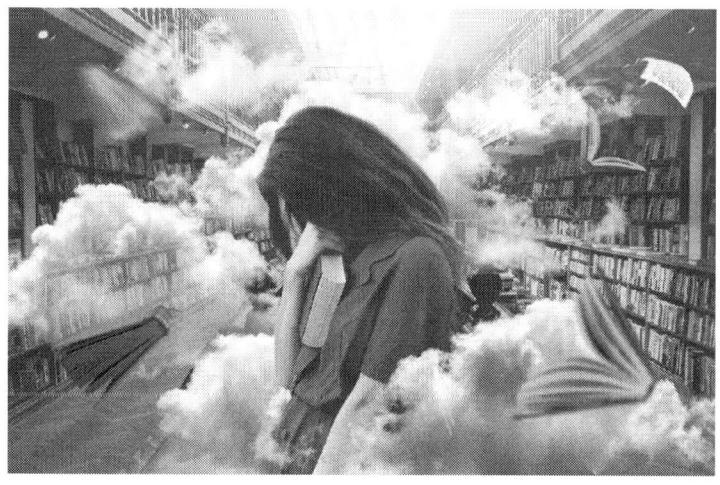

In Bewegung bleiben und aktiv sein im Alltag

Viele Menschen sind der Meinung, dass man am Besten abnehmen kann in dem man z.B. regelmäßig joggen geht. Durch diese Ausdauersportart werden aber nur zu dieser Zeit Kalorien verbrannt. Wer im Alltag aktiv ist verbraucht über den Tag hinweg durchgehend automatisch mehr Kalorien, als wenn man den ganze Tag über nur sitzt und nur Abends eine Stunde Sport treibt.

Der **Fettabbau im Körper** passiert aber nicht durch das Cardio (Joggen, Radfahren, Crosstrainer etc.) sondern einfach durch ein **Kaloriendefizit**.

Wird dem Körper mehr Energie zugeführt, als dass er verbrennt hilft auch keine extra Einheit auf dem Laufband oder in der Natur. Die gesundheitlichen Aspekte wie die Stärkung des Herz-Kreislauf Systems sprechen dennoch dafür.

Um abzunehmen und dauerhaft schlank zu bleiben bedarf es einer grundlegenden Änderung des Lebensstils, wer gesund und fit bleiben möchte, sollte darauf achten sich regelmäßig zu bewegen am besten lebenslang.

Ausreichend Bewegung bietet viele Vorteile:

- durch die Änderung von Gewohnheiten, wie z.B. statt dem Aufzug die Treppe zu nehmen oder das Auto etwas weiter weg vom Ziel zu parken. Diese einfachen Tricks bringen nebenbei extra Schritte

- wer weniger sitzt lebt gesünder und länger. Laut Studien tragen Menschen, die täglich länger als sechs Stunden sitzen verbringen ein höheres Risiko früher zu sterben.

- Durch das Antrainieren einer gesünderen Körperhaltung durch weniger sitzen und mehr Bewegung gewinnt man an gesundheitlichen Vorteilen und gleichzeitig wird die eigenen Ausstrahlung wesentlich verbessert

- die körperliche und geistige Leistungsfähigkeit wird verbessert, da durch Bewegung die Durchblutung im Körper und auch im Gehirn gefördert wird

- das Immunsystem wird gestärkt und die Wahrscheinlichkeit häufig krank zu werden sinkt. Dies liegt an der Verbesserten Durchblutung und einer gesteigerten Produktion von weißen Blutkörperchen

- der Energieverbrauch steigt an, somit kann man mehr essen und nimmt trotzdem noch ab

Durch ein paar Tipps lässt sich Bewegung im Alltag einfach und ohne Zeitverlust integrieren:

- mehr Wege zu Fuß oder mit dem Fahrrad zurück legen
- die Treppe statt dem Aufzug oder der Rolltreppe nutzen
- im Büro öfter mal aufstehen und somit längere Sitzintervalle unterbrechen
- anstatt E-Mail zu schreiben direkt mit den Kollegen sprechen und die Wege auf sich nehmen
- viel Wasser und Tee trinken, die körperliche und geistige Leistungsfähigkeit wird enorm verbessert
- nach dem Mittagessen eine Runde spazieren gehen

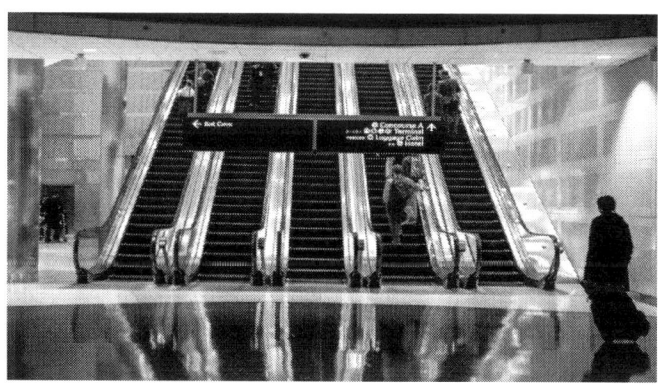

Fett richtig abbauen und Proteinbedarf decken

Erfolgreich abnehmen ist nicht schwer, wenn man ein paar Dinge beachtet und dem Körper die richtigen Nährstoffe zuführt.

➢ Eine ausreichende **Ballaststoffzufuhr** sorgt dafür, dass weniger Kalorien aufgenommen werden, da Ballaststoffe länger sättigen. Ballaststoffreiche Lebensmittel sind z.B.: Leinsamen, Hülsenfrüchte (Bohnen, Erbsen), Vollkornprodukte, getrocknete Früchte

➢ **genügend Schlaf** ist ebenfalls essentiell. Wer zu wenig schläft, baut auch weniger Fett ab. Es gibt Studien, die bis zu 60 % weniger Fettverlust festgestellt haben, wenn nur 5 anstatt 7 Stunden schläft

➢ **kalorienarme und voluminöse Lebensmittel** auswählen, diese sorgen für eine bessere Sättigung, da der Magen schneller gefüllt ist. Gut geeignet ist vor allen Dingen Gemüse und kalorienarme Obstsorten

➢ **viel trinken** ist wichtig um den Hunger zu reduzieren und die Stoffwechselvorgänge im Körper aufrecht zu erhalten. Am besten geeignet sind Wasser, ungesüßte Tees oder ab und zu Light Getränke

➢ den **Proteinbedarf decken** mit eiweißhaltigen Lebensmitteln, wie z.B. Magerquark, Hähnchenfleisch, Linsen, Kichererbsen, Eier etc. Gerade bei der Gewichtsabnahme ist es wichtig viel Proteinhaltige Lebensmittel zu konsumieren um die Muskulatur zu erhalten und ein besseres Sättigungsgefühl zu haben

Erfolgreich Fett abbauen

✖	✔

sich nicht nur auf das Gewicht auf der Waage konzentrieren	ausreichend Balaststoffe essen

 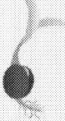

sich Lebensmittel komplett verbieten oder meiden	mindestens 7 Stunden täglich schlafen

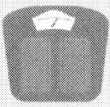 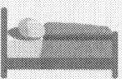

Pillen, Kapseln und Shakes zu sich nehmen anstatt sich ausgewogen zu ernähren	kalorienarme Lebensmittel mit hohem Volumen essen

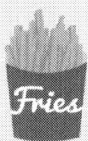 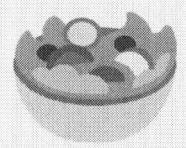

zu schnell abnehmen wollen, zu viel erwarten und vorzeitig aufgeben	Wasser, Tee oder Light Getränke mind. 2 Liter täglich trinken

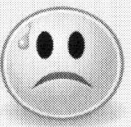 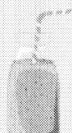

Eine Balance und Spaß an Ernährung finden

Noch nie wurde jemand von einem Stück Pizza dick, genauso wie noch niemand von einem Salat dünn wurde.

Bei einer gesunden und ausgewogenen Ernährung geht es darum eine Balance, also ein Gleichgewicht, bei der Lebensmittelauswahl und Spaß am Essen zu finden. Um abzunehmen und das Wunschgewicht auch halten zu können ist es enorm wichtig sich mit dem Thema Ernährung auseinander zu setzen und seinen Körper richtig kennen zu lernen.

Verbote oder das Meiden von gewissen Lebensmitteln geht immer mit Einschränkungen und somit Verzicht von Lebensqualität einher. Daher sollte man einen Weg finden, sich ab und zu etwas zu gönnen oder auch auswärts Essen gehen zu können aber gleichzeitig nicht zu vergessen was die Grundlagen der Ernährung darstellen.

> **Abwechslungsreich Essen**
> Kein Lebensmittel allein enthält alle Nährstoffe. Je abwechslungsreicher man isst, desto geringer ist das Risiko einer einseitigen Ernährung.
> Pflanzliche Lebensmittel wie Gemüse, Obst, Getreide und Kartoffeln liefern viele Nährstoffe, Ballaststoffe sowie sekundäre Pflanzenstoffe und gleichzeitig wenige Kalorien. Pflanzenöle und Nüsse sind zwar kalorienreich, aber auch wertvolle Nährstofflieferanten.

> **5 Portionen Obst und Gemüse am Tag**
> mindestens 3 Portionen Gemüse und 2 Portionen Obst sollten es täglich sein

> **Vollkornprodukte wählen**
> Bei Getreideprodukten sollte man zu der Vollkornvariante greifen, da diese länger sättigt und besser für die Gesundheit ist

> **tierische Lebensmittel – Eiweiß-/und Milchprodukte**
> Milchprodukte wie Joghurt, Milch und Käse könne täglich verzehrt werden. Fisch ein- bis zweimal wöchentlich

Strategien gegen Heißhunger

Oft bekommt man während einer Ernährungsumstellung oder in einer Diät fiese Heißhunger Attacken, man verspürt plötzlich unbändige Lust Süßigkeiten oder Fast Food zu essen und das am Besten haufenweise. Den ganzen Tag kreisen die Gedanken um nichts anderes als dem Drang zu naschen nachzugeben, aber man möchte sein Ziel nicht aufgeben oder die verlorenen Kilos innerhalb kürzester Zeit wieder auf den Rippen haben.

Wie kommt es zu Heißhunger?

Die Ursachen für Heißhunger sind vielfältig. Oft gibt es einen direkten Zusammenhang mit unserem **Blutzuckerspiegel**. Essen wir etwas, gelangt Zucker ins Blut, der Blutzuckerspiegel steigt und der Körper muss Insulin produzieren, um den Blutzuckerspiegel wieder zu senken.
Nach dem Verzehr von Zucker und Weißmehlprodukten ist der Anstieg des **Blutzuckerspiegels se**hr schnell und stark, danach sinkt er recht schnell wieder ab, darauf reagiert der Körper mit Heißhunger, denn ein niedriger Blutzuckerspiegel wird mit fehlender Nahrung in Verbindung gebracht.

Essanfälle vermeiden und vorbeugen

* ausreichend schlafen
  Täglich sollte man im besten Fall mindestens 7 Stunden schlafen. Bei zu wenig Schlaf senkt der Körper das **Sättigungshormon Leptin** und produziert gleichzeitig mehr **appetitanregendes Ghrelin**.

* viel Eiweiß und Ballaststoffe
  Wer zu viele Kohlenhydrate mit einem hohen **glykämischen Index** verzehrt, wie Weißbrot, Pommes frites, weich gekochte Pasta, Gebäck usw., muss damit rechnen, dass der Blutzuckerspiegel nach kurzer Zeit wieder abfällt und die Lust auf Süßes steigt.Daher sollte man unbedingt eiweißreiche Nahrungsmittel wählen (mageres Fleisch, Fisch, fettarmen Käse, Quark etc.) und viele Ballaststoffe essen (Hülsenfrüchte, Vollkornnudeln, Vollkornreis, Gemüse usw.)

- Pfefferminzkaugummi kauen
  Gegen Heißhunger hilft nicht süßes Obst, sondern etwas Pfefferminzhaltiges. Pfefferminz ist scharf und verbreitet sich schnell im Mund. Der Appetit auf Süßes verschwindet wie von selbst. Geeignet sind Kaugummis, Bonbons oder die Zähne zu putzen kann auch schnell helfen.

- Nicht hungern und keine Verbote
  Sobald Hunger aufkommt neigen wir oft dazu unüberlegt zu schnellen Energielieferanten zu greifen. Daher sollte vorher überlegt werden was gegessen wird, am Besten die Mahlzeiten sind bereits vorbereitet und ausgewogen.
  Außerdem sollten wir uns keine Lebensmittel verbieten, denn so steigt die Lust noch mehr (gutes Konzept 80/20 Prinzip)

- Das Essen genießen
  Nicht herunter schlingen, sondern langsam und bedacht Essen. Während der Einnahme der Mahlzeiten sollte man nicht durch das Smartphone oder andere Dinge abgelenkt sein. Man sollte sich Zeit nehmen und das Essen genießen.

- Ausreichend trinken
  Wer ausreichend trinkt (mindestens 2 Liter täglich) versorgt den Körper mit genügend Flüssigkeit und vermeidet Heißhunger. Oft wird Durst mit Hunger verwechselt

Wenn das Gewicht stagniert

Wenn die Pfunde trotz Kaloriendefizit und Sport nicht purzeln wollen oder das Gewicht nach einiger Zeit einfach nicht weiter nach unten geht, gibt es dafür verschiedenen Gründe. Oftmals steht die Waage auch nach den ersten Erfolgen still.

Wie kommt es zu dem Stillstand beim Abnehmen?

Bei jeder Gewichtsabnahme kommt es irgendwann zu der sogenannten **Plateau-Phase**. Nach anfänglichen Erfolgen in Form von purzelnden Kilos stagniert die Waage für mehrere Tage oder sogar Wochen.

Solange weniger Energie aufgenommen, als verbraucht wird, kommt es in jedem Fall zu einer Gewichtsabnahme. Allerdings ist der Körper keine Maschine und es gibt keine mathematische Funktion, die genau berechnen kann wie viel exakt in welcher Zeit verloren werden kann.

Die **Gewichtsverlustkurve** verläuft nie linear, also gradlinig. Das Gewicht kann täglich stark schwanken, dies ist von vielerlei Faktoren abhängig, wie z.B. dem weiblichen Zyklus, der Ernährung am Vortag (beim Verzehr von mehr Kohlenhydraten wird automatisch mehr Wasser eingelagert), einem vollen Magen oder Darm usw.

- Kohlenhydrate binden Wasser
  der Körper benötigt Kohlenhydrate um das Gehirn zu versorgen. Werden ihm diese nicht in Form von täglicher Nahrung zugeführt, so greift er auf die Kohlenhydrat-Speicher (**Glykogen**) in der Leber zurück.
  Dieses Glykogen hat die 4-fache Menge an Wasser gebunden, das bedeutet, wenn dieses abgebaut wird, verliert der Körper automatisch auch das an das Glykogen gebundene Wasser und der Körpergewicht auf der Waage sinkt.
  Sobald die Kohlenhydrat Speicher in der Leber leer sind, muss der Körper auf die gespeicherte Energie in Form von Fett zurück greifen. Das Fettgewebe enthält nicht so viel Wasser wie der Kohlenhydrat-Speicher in der Leber.

Um 1 Kilo Fett abzubauen, müssen 7.000 kcl eingespart werden, was etwas Zeit bedarf. Spart man z.B. täglich 500 kcl täglich ein, so dauert es ca. 2 Wochen um das eine Kilo Körperfett zu verlieren.

- Wassereinlagerungen während der Periode
  In der Zeit vor der Menstruation kommt es häufig zu **Hormonschwankungen** im weiblichen Körper. Das kann zu Wassereinlagerungen im Gewebe führen. Leider kann man dagegen nicht allzu viel tun außer abzuwarten, aber mit dem Wissen, dass das angestiegene Gewicht in dieser Zeit völlig normal sein kann, sind die Gründe einfacher zu verstehen.

- Muskeln sind schwerer als Fett
  Wenn man Sport treibt, baut der Körper Muskulatur auf. Muskeln sind schwerer als Fett, daher kann eine Gewichtsschwankung nach oben auch damit zusammen hängen.
  Ein guter Indikator hierfür ist ein Maßband, da man sich nicht allein an der Waage orientieren sollte.

- Stresshormone lassen das Gewicht stagnieren
  zu viel Stress, zu wenig Schlaf oder zu hartes Training lassen das Gewicht stagnieren. Wenn sich die Muskulatur und das vegetative Nervensystem durch **zu wenig Pausen und Schlaf** nicht erholen kann, produziert der Körper verstärkt Stresshormone. Müdigkeit, Antriebslosigkeit oder Lustlosigkeit könne Anzeichen dafür sein. Daher ist es wichtig, dem Körper Ruhe zu gönnen.

- Fehlende Anpassung der Kalorienzufuhr
  Mit fortschreitender Zeit sinkt das Gewicht und damit auch der **tägliche Kalorienbedarf**. Die Ernährung muss an das geringere Körpergewicht angepasst werden, also der Kalorienbedarf neu berechnet werden.

In ein Plateau-Phase, wenn das Gewicht stehen zu bleiben scheint, ist es extrem wichtig nicht gleich aufzugeben, sondern weiter zu machen. Irgendwann werden die Pfunde weiter purzeln.

Die wichtigsten Regeln um abzunehmen und das Gewicht dauerhaft zu halten

Abzunehmen, also Gewicht zu verlieren ist im Grunde ganz einfach, wenn man weiß wie es richtig funktioniert und die Dinge nicht zu sehr verkompliziert.

Meistens ist die Phase der Gewichtsabnahme leichter, als danach das Wunschgewicht zu halten. Der Grund weshalb viele Menschen wieder zunehmen (auch **Jojo-Effekt** genannt), ist dass einige Dinge und Regeln für eine gesunde und ausgewogene Ernährung nicht beachtet werden.

wichtige Regeln für eine erfolgreiche Gewichtsabnahme

➤ Darauf achten, dass man sich im **Kaloriendefizit** befindet = weniger essen als dass man verbraucht

➤ 2-3x wöchentlich **Krafttraining**, hier sollte jede Muskelgruppe trainiert werden. Das sorgt für einen straffen und muskulösen Körper

➤ In jeder Mahlzeit eine **Proteinquelle** einbauen, das sorgt neben Gemüse für eine lange Sättigung

➤ **viel Gemüse** essen um wichtige Mikronährstoffe zu decken und den Magen zu füllen

➤ täglich mindestens 7-8 Stunden **schlafen** und **Stress reduzieren**

➤ Im Alltag aktiv sein und versuchen in **Bewegung** zu bleiben. Viele Dinge zu Fuß oder mit dem Fahrrad erledigen, das verbrennt zusätzlich Kalorien

➤ Die wichtigste Regel ist **Geduld und keine Verbote**, da diese nur zu Resignation und ein Gefühl des Verzichtens führen

Um das Gewicht nach erfolgreicher Abnahme auch dauerhaft halten zu können, gibt es auch ein paar Tipps, wie dies gelingen kann:

<u>wichtige Regeln für eine gesunde Ernährung und das Gewicht dauerhaft halten zu können</u>

➢ Ernährung und Essen sollte nie mit negativen Gefühlen und Einschränkungen einher gehen, daher wählt man eine **Ernährungsform**, die zu einem passt (z.B. 80/20 Prinzip, Low Carb, vegetarisch etc.) - nur so ist diese langfristig auch durchführbar

➢ Lebensmittel auswählen, die einem **schmecken**. Neben verarbeiteter Nahrung sollte aber auch darauf geachtet werden, viel unverarbeitete Nahrungsmittel zu sich zu nehmen

➢ Mikro- und Makronährstoffe sollten gedeckt sein.

Makronährstoffe sind Kohlenhydrate, Protein und Fett, kurz Makros genannt. Es sind die drei Hauptlieferanten für Nährstoffe in unserer Nahrung. Unser Körper bezieht durch sie Energie.

Mikronährstoffe sind im Gegensatz zu den Makronährstoffen wie Fett, Kohlenhydrate und Eiweiß Stoffe, die der pflanzliche, tierische und menschliche Organismus aufnehmen muss, ohne dass sie Energie liefern. Zu den Mikronährstoffen zählen in erster Linie Vitamine, Mineralstoffe (Mengenelemente und Spurenelemente), proteinogene Aminosäuren und Omega-Fettsäuren.

➢ keine Lebensmittel ohne Grund verbieten - **Verbot** bedeutet immer Verzicht und somit ist es schwierig sich langfristig daran zu halten. Oft folgen auf Verzichte Essanfälle und das alte Gewicht ist wieder da (**Jojo-Effekt**).

➢ Keine Einschränkungen im sozialen Leben wegen der Ernährung zulassen. Die Ernährung sollte nie das komplette Leben einnehmen und z.B. auswärts essen gehen oder Urlaube beeinflussen

Bonus

Mindset –
dein Weg zum Erfolg mit Intervallfasten

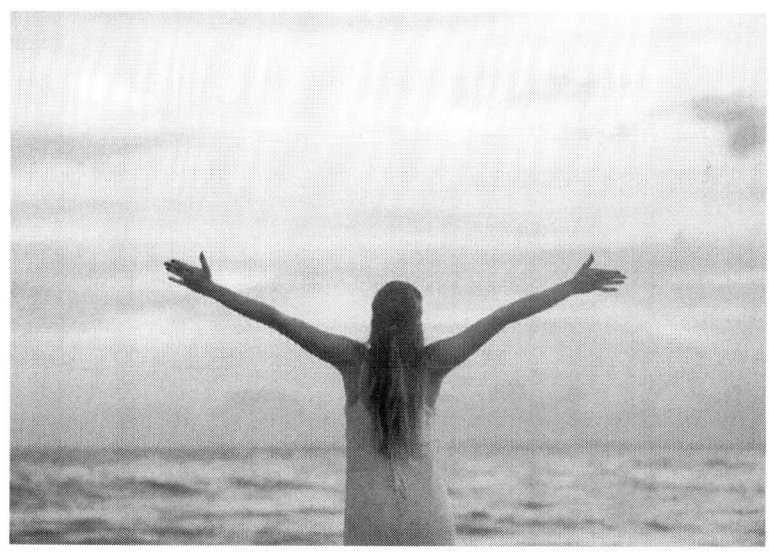

Die persönliche Einstellung und Denkweise

Nachdem in den ersten Kapiteln nun die Grundlagen des Intervallfastens und gesunder ausgewogener Ernährung intensiv erklärt wurden, ist es nun an der Zeit der Umsetzung.

Oft setzt man sich Ziele, aber man gibt vorschnell wieder auf. Dies liegt meistens daran, dass man die Lust und die erste Euphorie verliert und genau an diesem Punkt sollte das **„Mindset"** eingesetzt werden.

Was bedeutet Mindset?

Das Wort Mindset ist aktuell überall verbreitet und bedeutet übersetzt „Mentalität".

Mentalität ist eine Persönlichkeitseigenschaft im Sinn einer Denkweise und eines Verhaltensmusters einer Person. Unsere innere Einstellung hat einen großen Einfluss darauf wie wir uns in verschiedenen Situationen verhalten – unser Denken bestimmt unser Tun und Handeln.

Hat man z.B. von vorneherein die Meinung, dass etwas nicht funktionieren kann, so wird es dies auch nicht tun, da wir gegen unsere innere Überzeugung arbeiten.

Es ist deshalb enorm wichtig sich anfangs intensiv mit dem Thema zu beschäftigen und sich auch positiv darauf einzulassen. Gleichzeitig sollte man auch mit Rückschlägen umgehen können, viele Dinge klappen nicht sofort beim ersten Mal – wichtig ist nicht aufzugeben bevor man sein Ziel erreicht hat.

Lernen Schwierigkeiten zu meistern und nicht dem Problem aus dem Weg zu gehen, lässt uns über uns hinaus wachsen und die Dinge mit anderen Augen zu sehen. Das Glas ist nicht immer halb leer, sondern halb voll.

Der Weg zum Ziel mit Intervallfasten

Einer der größten Herausforderungen ist die Vereinbarkeit von gesunder Ernährung und Bewegung trotz Alltag und vielerlei Verpflichtungen.

Jeder Tag hat 24 Stunden und diese können, wenn sie gut genutzt werden, täglich eine neue Chance für den persönlichen Erfolg sein.

Wie in dieser Mindmap ersichtlich ist, ist eine gute Planung Rund um das Thema Ernährung essentiell für den dauerhaften Erfolg.

Ganz wichtig ist sich vor Augen zu führen, was einem am Herzen liegt wie z.B. die Familie oder was täglich zu erledigen ist wie der Alltag mit all seinen Herausforderungen (Beruf, Haushalt, Schule und Kindergarten, Termine etc.).
Neben all diesen Dingen sollte man sich auf sich selbst besinnen und Selbstliebe entwickeln, sich seinen Hobbies widmen und bewusste Auszeiten nehmen um wieder Kraft zu tanken.

Sobald man diese Balance gefunden ist, ist es nicht mehr schwer das Vorhaben mit dem Intervallfasten und einem gesunden Lebensstil umzusetzen.

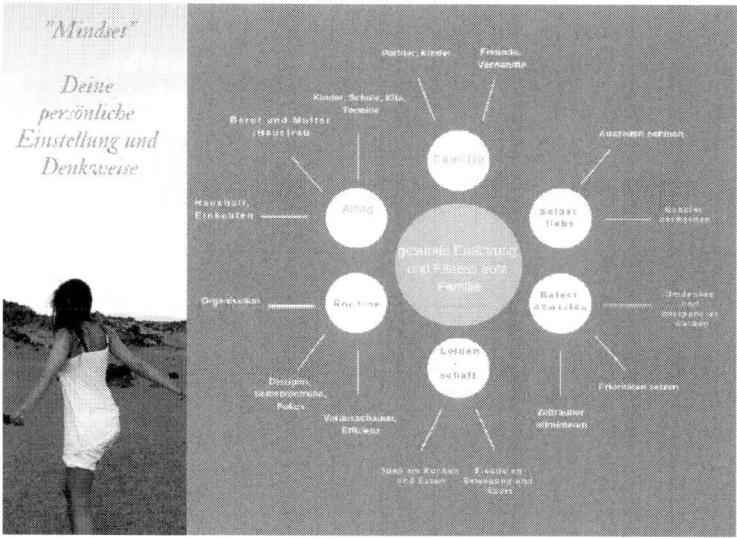

Entscheidungen in Tun verwandeln

Nachdem das Thema Mindset und die persönliche Einstellung aufgegriffen wurde, geht es jetzt darum die Entscheidungen in aktives Tun und Handeln zu verwandeln.

Man selbst hat es in der Hand über seinen Erfolg oder Misserfolg zu entscheiden, man kann sich selbst stark beeinflussen, wenn der Wille dazu da ist.

Es geht darum seine Denkweise zu verändern und negative Verhaltensweisen oder Gewohnheiten abzulegen, dann kommt die Gewichtsabnahme von ganz alleine.

Schritt 1 – Visualisierung

Als erstes gilt es sich genau vorzustellen wie man seinem Ziel näher kommt oder wie sich das Leben positiv verändert, sobald man dieses erreicht hat.

Wie wird man sich fühlen, wenn man sich langfristig an die vorgenommene Ernährungsform hält? Wie wird sich der Körper und das Wohlbefinden verändern?

Schritt 2 – Fakten schaffen

Im nächsten Schritt sollte genau, am besten in Zahlen, festgehalten werden.

Bis wann möchte man sein Traumgewicht erreicht haben? Wie viel kg sollen abgenommen werden?

Wichtig ist sich hierbei unbedingt realistische Ziele zu setzen. Zu hohe Erwartungen an einem selbst können bald zu Enttäuschungen führen. Anfänglich lieber kleine Ziele oder Etappen setzen, z.B 1-2 Kg pro Monat abzunehmen.

Zu Beginn können Bilder der Figur gemacht werden oder man führt Tagebuch über das persönliche Wohlbefinden um auch die anderen positiven Wirkungen des Intervallfastens festzuhalten.

Schritt 3 – Zwischenziele setzen

Um zwischendurch kleinere Erfolge verzeichnen zu können, ist es enorm wichtig sich Zwischenziele zu setzen, damit das Erfolgserlebnis nicht auf der Strecke bleibt.

Diese können z.B. sein in ein bestimmtes Kleid zu einem bevorstehenden Termin zu passen oder ein Treffen mit einem wichtigen Menschen, den man positiv mit der neuen Ausstrahlung begeistern möchte.

Auch diese Ziele sollen niedergeschrieben und sich auch immer wieder vor Augen geführt werden.

Schritt 4 – Verhalten und Gefühle verändern

Die Affirmationen ist ein praktischer Weg zu Wachstum und Veränderung seiner Selbst. Gleichzeitig einer der einfachsten und bekanntesten Methoden, wenn es darum geht, seine Gedanken umzulenken.

Das Ziel dabei ist, unser Verhalten und unsere Gefühle zu dauerhaft zu verändern. Denn Denken, Fühlen und Handeln hängen wechselseitig zusammen.

Man sagt zu sich selbst etwas positives, an das man vielleicht in dem Moment noch nicht glaubt, aber erreichen möchte (wie in den Schritten 1-3 erklärt).
Sagt man mehrmals täglich z.B. den Satz „ich möchte meine Gewohnheiten und Ernährung durch das Intervallfasten verändern und dabei abnehmen", verändern sich die persönliche Einstellung und der Glaube daran.

Schritt 5 – an sich selbst Glauben

Der letzte Schritt, ist davon überzeugt zu sein, sein Ziel zu erreichen. Egal wann oder wie lange es dauern wird, aber es ist möglich dort hinzu gelangen.

Mit der richtigen Einstellung kann man alles erreichen!

Stresstipps und Selbstliebe Ideen um Kraft und Energie zu tanken

Zu guter Letzt sollten wir nicht vergessen, dass es für unser persönliches Wohlbefinden und unseren Körper auch enorm wichtig ist im Alltag immer wieder kleine Ruheoasen einzubauen und sich bewusst eine Auszeit zu gönnen.

Ein paar Selbstliebe Ideen und Stresstipps um Kraft zu tanken:

- Tief durchatmen – langsam ein- und wieder ausatmen

- sich selbst eine schöne Atmosphäre schaffen, z.B. den Raum dekorieren, sich eine Kerze anzünden oder ein paar Blumen auf den Tisch stellen

- für das was man hat Dankbar sein und lächeln

- ein warmes Bad nehmen und ein Buch lesen

- einen gemütlichen Spaziergang machen ohne Zeitdruck

- in Ruhe eine Tasse Kaffee trinken ohne dabei auf das Handy zu schauen

- eine Liste mit Orten führen, die man gerne besuchen möchte

- den nächsten Urlaub planen

- Musik anschalten und ausgiebig tanzen

- etwas leckeres kochen und genießen

Frühstücks-Rezepte und Snackideen herzhaft und süß

(inkl. Kalorienangaben)

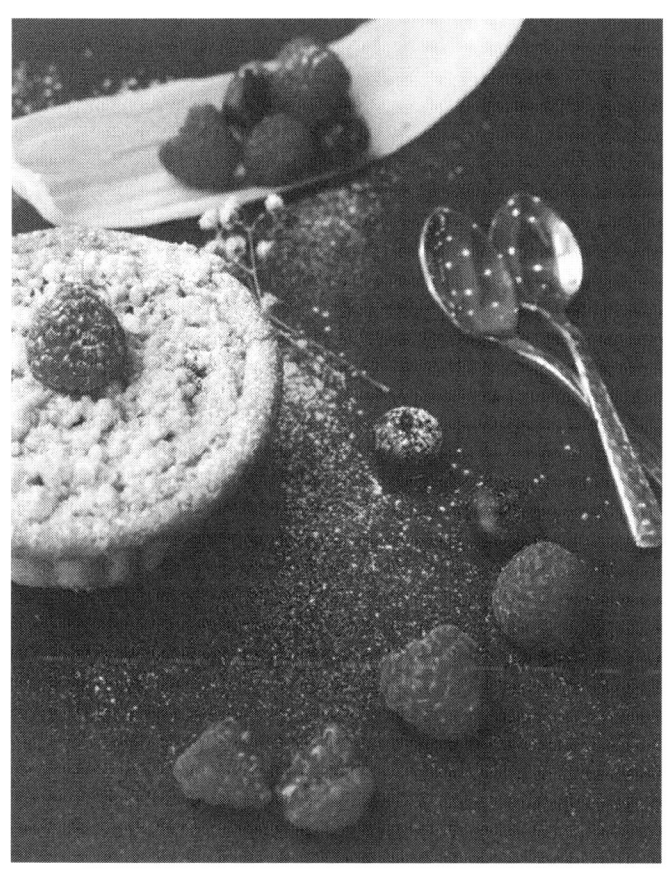

Bratapfel Porridge ~ 390 kcal

Zubereitungszeit:	**25 min** ☺
Portionen:	**6**
Schwierigkeit:	**leicht** ☺

Zutaten:

- 25 g zarte Vollkornhaferflocken
- 1 EL Leinsamen
- 200 ml Mandelmilch (oder Kokoswasser)
- 100 g fettarmer Hüttenkäse oder Naturjoghurt/Kefir)
- 1 EL gehackte Nüsse (z. B. Walnüsse oder Mandeln)
- 50 g Rosinen
- 1 Apfel
- 50 ml Apfelsaft
- 1 Spritzer Zitronensaft

Zubereitung:

Haferflocken und Leinsamen mit der Mandelmilch in einen Topf geben und bei schwacher Hitze 2–3 Minuten köcheln lassen, bis beides aufgequollen ist. Kurz abkühlen lassen.

Hüttenkäse (alternativ Naturjoghurt oder Kefir verwenden), Zimt, Nüsse und Rosinen dazugeben und gut vermischen.

Die Äpfel waschen, schälen, entkernen und fein hacken. Zusammen mit einem Spritzer Zitronensaft und dem Apfelsaft im kleinen Topf ca. 10 Minuten ein köcheln lassen, bis der Apfelsaft verdunstet ist.

Das Porridge mit dem Bratapfel in eine Schüssel geben und warm genießen.

Fitness Müsliriegel ~ 298 kcal

Zubereitungszeit: **45 min** ☺
Portionen: **8**
Schwierigkeit: **leicht** ☺

Zutaten für 8 Riegel

Trockene Zutaten

- 200 g zarte Haferflocken
- 100 g gepuffter Quinoa
- 30 g Mandelblättchen
- 30 g Kokoschips oder Kokosraspel
- 10 g Sonnenblumenkerne
- 60 g Cranberrys

Flüssige Zutaten

- 100 ml Mandelmilch
- 2 EL Mandelbutter
- 2 EL Dattelsirup
- 3 EL Ahornsirup
- 1 reife Banane
- 3 Eiweiß
- 1 Prise Salz

Zubereitung:

Nüsse und getrocknete Früchte zuerst kleinhacken. In einer Schüssel die Banane zerdrücken und gut mit den restlichen flüssigen Zutaten vermischen.

Dann alle trockenen Zutaten hinzufügen und mit den flüssigen Zutaten vermischen.

Backform mit Backpapier auslegen oder mit Fett bestreichen. Die Masse gleichmäßig in der Form verteilen und fest andrücken.

Die Müsliriegel im vorgeheizten Ofen bei 160°C ca. 20-30 Minuten backen, bis sie goldbraun sind (die Dauer kann je nach Ofen variieren).

Die Riegel auf dem Backpapier aus der Form heben und auf einem Rost abkühlen lassen.

Sobald die Masse abgekühlt ist, mit einem scharfen Messer in einen Stab schneiden.

Dinkelflakes mit Joghurt und Himbeeren ~ 346 kcal

Zubereitungszeit:	**15 min** ☺
Portionen:	**2**
Schwierigkeit:	**leicht** ☺

Zutaten:

- 200 g Naturjoghurt (1,5% Fett)
- 30 g zuckerfreie Dinkelflakes
- 1 EL (ca. 10 g) Kokoschips (z.B. von Alnatura oder über Amazon)
- 100 g frische Himbeeren

Zubereitung:

Himbeeren waschen und trocken tupfen.

Ein paar Himbeeren mit dem Naturjoghurt vermengen (je nach Geschmack mit ein paar Flavdrops süßen) und in ein Glas oder eine Schüssel geben.

Dinkelflakes und Kokoschips darüber streuen und die restlichen Himbeeren als Topping anrichten.

Käsekuchen mit Boden ohne Backen ~ 766 kcal

Zubereitungszeit:	**15 min** ☺
Portionen:	**4**
Schwierigkeit:	**leicht** ☺

Zutaten:

- 400 g Magerquark
- 200 g Joghurt (0,1% Fett)
- 60 g Vanille-Proteinpulver oder Vanille-Puddingpulver
- 10 g geschmolzene Butter
- 2/3 TL Zitronensaft
- 1 TL Vanille-Extrakt
- 1/2 Päckchen (15 g) Sofortgelatine (wenn kein Puddingpulver verwendet wird – geht auch komplett ohne)
- Süßstoff (z.B. Xucker = Kalorienfrei)
- optional 3 Leibniz Kekse
- 2-3 Gläser (zum Einfüllen der Masse)

Zubereitung:

Alle Zutaten bis auf die Kekse miteinander vermischen.

Anschließend die Kekse zerkrümeln und auf dem Boden der Gläser verteilen.

Anstelle von Keksen eignen sich auch gemahlene Nüsse (z.B. Walnüsse oder Haselnüsse).

Die Käsekuchen Creme in die Gläser geben und diese im Kühlschrank für ca. 2 Stunden kalt stellen.

Blaubeer Grapefruit Shake ~ 150 kcal

Zubereitungszeit:	**20 min** ☺
Portionen:	**2**
Schwierigkeit:	**leicht** ☺

Zutaten:

- 1 Grapefruit
- 80 g Blaubeeren
- 1 EL Honig
- 250 ml Wasser
- 10 g Kokosraspeln
- Zimt
- 40 g Süßlupinenmehl

Zubereitung:

Grapefruit vierteln und mit einem Messer das Fruchtfleisch aus der Schale lösen, anschließend in den Mixer geben.

Die Blaubeeren, den Honig, das Mehl und Wasser dazu geben.

Gut durch mixen und in ein Glas umfüllen. Die Kokosraspeln und den Zimt zum Verzieren verwenden.

Zitronenkuchen (Lemoncake) ~ 393 kcal

Zubereitungszeit:	**20 min** ☺
Portionen:	**4**
Schwierigkeit:	**leicht** ☺

Zutaten:

- 30 g Mandelmehl
- 10 g Kokosmehl
- 25 g Erythrit
- 3 g Sofortgelatine
- 3 g Backpulver (½ Teelöffel)
- Eine Prise Salz
- 10 g geschmolzene Butter oder Kokosöl
- 10 g Zitronensaft
- ⅛ TL Zitronenextrakt
- 1 Ei

Zubereitung:

Alle trockenen Zutaten miteinander vermischen.

In einer zweiten Schüssel werden ausschließlich die flüssigen Zutaten vermengt. Anschließend werden die trockene mit der flüssigen Masse zusammen gegeben, miteinander gut vermischt und die Kuchenmasse in eine Backform gegeben.

Den Teig für ca. 2 Minuten in der Mikrowelle erhitzen (bis er in der Mitte fest ist) oder im Ofen für ca. 15 Minuten bei ca. 200 Grad Ober-/Unterhitze backen.

Dinkelgrießbrei mit Apfel-Mango Mark ~ 350 kcal

Zubereitungszeit:	**20 min** ☺
Portionen:	**2**
Schwierigkeit:	**leicht** ☺

Zutaten:

- 50 g Dinkelgrieß
- 3 EL Mangomark (DM)
- 250 ml Milch (1,5% Fett)
- 1 TL Honig
- 0,5 TL Leinöl

Zubereitung:

Milch in einen Topf geben, Grieß dazugeben und unter Rühren aufkochen.

Die Hitze reduzieren und ca. 3 Minuten köcheln lassen.

Den Brei noch etwas quellen lassen und anschließend umfüllen.

Zum Schluss das Leinöl unterrühren und mit Apfel Mango Mark toppen.

Himbeer Tassen-Käseküchlein (Mikrowelle) ~ 150 kcal

Zubereitungszeit:	**20 min** ☺
Portionen:	**2**
Schwierigkeit:	**leicht** ☺

Zutaten:

Grundteig:

- 50 g Magerquark
- 25 g Frischkäse (z.B. Exquisa Fitline 0,2% Fett)
- 10 g Vollkornmehl
- 2 Eiklar
- Süßstoff (z.B. Xucker)

Füllung:

- 20 g (gefrorene) Himbeeren

Zubereitung:

Alle Zutaten des Grundteigs miteinander vermischen.

Anschließend werden die Himbeeren unter die Masse gehoben.

Die ganze Masse in eine Tasse füllen.

Nun soll der Kuchenteig in der Mikrowelle in kleinen Abständen erhitzt werden (15-30 Sekunden lang ca.), bis sich am Rand leichte Bläschen bilden und der Kuchen außen fest wird.

Den Kuchen im Kühlschrank auskühlen lassen und etwas kalt stellen.

Bananen-Himbeer Shake ~ 250 kcal

Zubereitungszeit: **20 min** ☺
Portionen: **2**
Schwierigkeit: **leicht** ☺

Zutaten:

- 50 g Himbeeren gefroren oder frisch
- 1 Banane
- 1 EL Honig
- 250 ml Milch

Zubereitung:

Alle Zutaten pürieren und anschließend in ein Glas umfüllen.

Für kurze Zeit im Kühlschrank kalt stellen und genießen.

Bananen Pancakes mit Heidelbeerquark ~ 500 kcal

Zubereitungszeit: **20 min** ☺
Portionen: **2**
Schwierigkeit: **leicht** ☺

Zutaten:

- 50 g Banane
- 10 EL Haferflocken
- 1 TL Backpulver
- 80 ml Mandelmilch
- 1 TL Olivenöl
- 50 g Heidelbeeren
- 100 g Magerquark
- ½ TL gemahlene Vanille
- etwas Mineralwasser

Zubereitung:

Die Bananen zerkleinern, die restlichen Zutaten in einen Mixer geben oder mit dem Handrührgerät zu einem glatten Teig pürieren.

Olivenöl in einer Pfanne erhitzen und den Teig in kleinen Mengen hinein geben.

Die Pancakes von beiden Seiten goldbraun anbraten und auf einen Teller schichten.

Die Heidelbeeren waschen und anschließend unter den Magerquark unterheben. Mit etwas Mineralwasser verdünnen, zum Schluss die gemahlene Vanille dazu geben und verrühren.

Die Quarkmasse kann über die Pancakes verteilt werden.

Obstsalat auf Vanillequark ~ 250 kcal

Zubereitungszeit: **20 min** ☺
Portionen: **2**
Schwierigkeit: **leicht** ☺

Zutaten:

- 200 ml Milch (1,5% Fett)
- 1 Packung Vanillesoßenpulver
- 125 g Magerquark
- 100 g Mango
- 50 g Honigmelone
- 50 g Aprikosen oder Pfirsich
- 100 g Apfel oder Birne
- 50 g Erdbeeren
- 30 g Weintrauben
- Süßstoff (z.B. Xucker)

Zubereitung:

Das Vanillesoßenpulver mit etwas Milch anrühren.

Die restliche Milch mit etwas Süßstoff süßen und aufkochen.

Das angerührte Vanillesoßenpulver unter Rühren hineingießen und einmal aufkochen lassen. Erkalten lassen und dabei gelegentlich umrühren (damit sich keine Haut bildet).

Anschließend den Magerquark unterrühren, die Masse in eine Schale füllen und kalt stellen.

Nun das Obst waschen und in kleine Stücke schneiden.

Auf einen Teller legen und nach Bedarf etwas süßen. Mit dem Vanillequark servieren und genießen.

Schokopudding selbst gemacht ~ 250 kcal

Zubereitungszeit: **25 min** ☺
Portionen: **2**
Schwierigkeit: **leicht** ☺

Zutaten:

- ½ Avocado
- 1 TL Kakaopulver stark entölt
- 2 EL Sojadrink (z.B Alpro) oder normale Milch 1,5 % Fett
- ½ TL gemahlene Vanille
- 10 g gemahlene Mandeln
- Süßstoff (z.B. Xucker)

Zubereitung:

Die Avocado schälen, das Fruchtfleisch in Würfel schneiden und in einen Mixer zum pürieren geben.

Kakaopulver, Sojadrink oder Milch, gemahlene Vanille hinzugeben und zu einer cremigen Masse glatt rühren.

Bei Bedarf mit etwas Süßstoff nach süßen.

Quarkkuchen mit Heidelbeeren 290 kcal (pro Stück)

Zubereitungszeit: 25 min ☺
Portionen: 2
Schwierigkeit: leicht ☺

Zutaten:

Für ein Backblech (30 x 40 cm)

- 500 g Heidelbeeren
- 2 kg Magerquark
- 6 Eier
- 150 g Zucker (oder Xucker = kalorienfrei)
- 2 EL Vanillezucker
- 2 Päckchen Vanillepuddingpulver
- 2 TL Backpulver
- 75 g Grieß
- 1 EL Speisestärke

Zubereitung:

Den Ofen auf 180°C Umluft vorheizen.

Die Heidelbeeren waschen und trocken tupfen. Den Quark und die Eier in eine Rührschüssel geben und verrühren. Den Zucker (oder Xucker) mit dem Vanillezucker, dem Puddingpulver, Backpulver und dem Grieß vermengen und gut unter den Quark rühren.

Die Masse auf ein mit Backpapier ausgelegtes Backblech streichen. Die Beeren locker mit der Stärke vermengen und auf die Masse streuen. Im vorgeheizten Ofen ca. 60 Minuten backen. Sollte der Kuchen zu dunkel werden, mit Alufolie abdecken. Herausnehmen, auskühlen lassen, vom Blech nehmen und in Stücke geschnitten servieren.

Overnight Schoko Oatmeal ~ 310 kcal

Zubereitungszeit:	**20 min** ☺
Portionen:	**2**
Schwierigkeit:	**leicht** ☺

Zutaten:

- 40 g Haferflocken
- 5 g Kakaopulver (ungesüßt)
- ½ Banane
- 150 ml Wasser
- 100 ml Mandelmilch oder fettarme Milch
- 1 Prise Vanille Extrakt oder Süßstoff

Zubereitung:

Das Wasser zusammen mit der Milch zum kochen bringen.

Die Haferflocken, das Kakaopulver und die Vanille in eine Schüssel geben und gut miteinander vermengen.

Die Masse mit dem kochenden Wasser und der Milch aufgießen und das Ganze ca. 5 Minuten quellen lassen.

In der Zwischenzeit die Banane zerkleinern und diese zum Oatmeal hinzufügen.

Die Schüssel über Nacht in den Kühlschrank stellen und am nächsten Tag mit Toppings (z.B. Nüsse oder Schokostückchen) verzieren und genießen.

Hawaii Toast ~ 339 kcal

Zubereitungszeit: **20 min** ☺
Portionen: **2**
Schwierigkeit: **leicht** ☺

Zutaten:

- 4 Scheiben Vollkorntoast
- 4 Eier
- 50 g Paniermehl
  (Aus eigener Herstellung mit Vollkornbrötchen)
- 1 Rolle Harzer Käse
- Pfeffer
- Tomaten oder Gurken nach Wunsch

Zubereitung:

Den Backofen auf 180 Grad vorheizen. Die Eier aufschlagen und das Paniermehl auf einen Teller geben.

Die Toastscheiben zuerst in den Eiern, dann im Paniermehl wenden. Anschließend mit Gurken und Tomaten belegen.

Den Käse aufschneiden und über den Toast reiben oder als Scheiben darauflegen.

Nun die Toast für 15 Minuten in den Ofen geben.

Vollkorn Rührei ~ 251 kcal

Zubereitungszeit: **10 min** ☺
Portionen: **2**
Schwierigkeit: **leicht** ☺

Zutaten:

- 2 Scheiben Vollkornbrot
- 2 Stiele Petersilie
- 1 Frühlingszwiebel
- 2 Tomaten
- 1 Ei
- Salz
- Pfeffer
- Pflanzenöl

Zubereitung:

Die Tomaten und die Frühlingszwiebeln waschen und in Stücke schneiden.

In einer Pfanne Öl erhitzen und die Frühlingszwiebeln mit der Tomaten darin anbraten, mit Salz und Pfeffer würzen.

Das Ei aufschlagen und über die Tomatenmischung geben. Anschließend alles zu einem Omelette vermengen.

Nun die beiden Brotscheiben auf einen Teller legen und das Omelette darüber schichten. Mit Petersilie bestreuen und genießen.

Spiegelei mit Spinat ~ 310 kcal

Zubereitungszeit: 30 min ☺
Portionen: 3
Schwierigkeit: leicht ☺

Zutaten:

- 1 Zwiebel
- 4 Eier
- 2-3 EL Butter
- 1 kg Blattspinat TK-Ware
- Salz
- Pfeffer
- Muskat

Zubereitung:

Die Zwiebel schälen und klein schneiden.

Die Butter in einem Topf schmelzen und die Zwiebeln darin anbraten. Danach den Blattspinat zugeben und mit 150 ml Wasser aufgießen.

Den Topfinhalt 15 Minuten köcheln lassen.

Den Backofen auf 200 Grad vorheizen. Den Spinat aus dem Topf nehmen und in ein Sieb geben.

Die Flüssigkeit leicht mit einem Löffel ausdrücken. Anschließend den Spinat in eine Auflaufform geben und mit Salz, Pfeffer und Muskat würzen.

Die Eier aufschlagen und auf den Spinat geben. Die Form 10 Minuten in den Ofen stellen, bis die Eier gestockt sind.

vegetarischer Leberwurst Aufstrich ~ 433 kcal

Zubereitungszeit: 30 min ☺
Portionen: 2
Schwierigkeit: leicht ☺

Zutaten:

- 200 g Feta-Käse light
- 4 EL Ajvar, scharf
- 5 Zehen Knoblauch
- Chilipulver
- 200 g Frischkäse light
- 8 Scheiben getrocknete Tomaten
- 5 Artischockenherzen
- Knoblauchsalz
- Pfeffer
- Kräuter n.B.

Zubereitung:

Den Feta in eine Schüssel geben und zerkleinern, anschließend den Frischkäse zugeben.

Die Tomaten ca. 2 Minuten in Wasser weichkochen.

In einem Mixer die Artischockenherzen (aus der Dose), Knoblauch und Tomaten klein häckseln und mit zu der Frischkäsemasse geben.

Mit Ajvar, Chili, Knoblauchsalz, Pfeffer und Kräutern abschmecken.

Alles in ein Schraubglas füllen und 24 Stunden im Kühlschrank ziehen lassen.

Falsches Knäckebrot ~ 210 kcal

Zubereitungszeit: 60 min ☺
Portionen: 3
Schwierigkeit: mittel ☺

Zutaten:

- 200 g Vollkornreis
- 200 g Quinoa
- 50 g Leinsamen
- 40 g Sesam
- 40 g Chiasamen
- Salz
- Pfeffer
- 40 g Sonnenblumenkerne oder Kürbiskerne als Alternative

Zubereitung:

Den Reis kochen und möglichst nicht zu weich werden lassen.

In dieser Zeit die Quinoa in einem Sieb abgießen und abspülen. 15 Minuten vor dem Garpunkt die Quinoa mit in den Reis Topf geben und 15 Minuten köcheln lassen. Danach den Topf 10 Minuten ruhen lassen.

Nun den Reis abgießen, wenn noch Wasser vorhanden ist und in dem Mix Sesam, Leinsamen, Chiasamen, Sonnenblumenkerne, Salz und Pfeffer zugeben. Es entsteht ein Teig.

Auf einem Backblech Papier auslegen und den Ofen auf 160 Grad vorheizen.

Den Teig teilen und 10 Stücke auf dem Papier ausrollen, anschließend für 30 Minuten im Ofen backen.

gebackenes Ricotta Omelette ~ 260 kcal

Zubereitungszeit: 30 min ☺
Portionen: 4
Schwierigkeit: leicht ☺

Zutaten:

- 100 g Blattspinat
- 100 g Ricotta
- 300 g Tomaten
- 5 Stiele Basilikum
- 8 Eier
- Salz
- Pfeffer

Zubereitung:

Den Spinat und die Tomaten waschen, anschließend die Tomaten in Stücke schneiden und den Spinat verlesen. Danach den Basilikum reinigen und trocknen.

Den Ofen auf 180 Grad vorheizen und eine Auflaufform mit Backpapier auslegen.

Nun in einer Schüssel die Eier verquirlen und mit den Gewürzen vermengen.

Tomaten, Spinat und Basilikum in die Eimischung geben und in die Auflaufform füllen. Den Ricotta in Stückchen teilen und darüber geben.

Die Auflaufform für 20 Minuten in den Ofen stellen.

Gemüse Frikadellen ~ 298 kcal

Zubereitungszeit:	**30 min** ☺
Portionen:	**3**
Schwierigkeit:	**leicht** ☺

Zutaten:

- 1 Zucchini
- 1 Paprika
- 1 Champignon
- ½ Kohlrabi
- 2 Karotten
- 2 EL Flohsamenschalen
- 2 Eier
- 2 EL Pflanzenöl
- Salz

Zubereitung:

Zuerst die Champignon und die Paprika waschen und mit einem Messer in Würfel schneiden. Danach die Karotten, Kohlrabi, Zucchini schälen und mit der Reibe verarbeiten (alles extra aufbewahren).

Die Zucchini in einer extra Schüssel belassen und die anderen Gemüsesorten mischen.

Die Zucchini ordentlich ausdrücken und dann in die große Schüssel zu den anderen Zutaten geben.

Eier, Flohsamenschalen und Salz zugeben und alles vermischen. Nun 10 Minuten ruhen lassen.

Frikadellen aus dem Teig formen und in einer Pfanne mit Öl braten.

Reispuffer mit Karotten ~ 319 kcal

Zubereitungszeit:	**15 min** ☺
Portionen:	**2**
Schwierigkeit:	**leicht** ☺

Zutaten:

- 1 Tasse Vollkornreis
- 1 kleine Karotte
- 1 Ei
- Salz
- Pfeffer
- 4 EL   Dinkelmehl
- etwas Wasser

Zubereitung:

Zuerst den Vollkornreis kochen und etwas auskühlen lassen.

Das Ei, Mehl und Wasser in eine Schüssel geben und zu einem Teig vermengen.

Den Reis unter den Teig heben und die geschälte und geriebene Karotte zugeben.

Nun den Teig mit Salz und Pfeffer würzen und in der Pfanne die Puffer mit Öl braten.

Tipp: Anstatt der Karotte lassen sich Äpfel, Birnen oder auch Zucchini verwenden

Haselnusscreme Aufstrich ~ 451 kcal

Zubereitungszeit:	**10 min** ☺
Portionen:	**2-8**
Schwierigkeit:	**leicht** ☺

Zutaten:

- 125 g Erdnussbutter
- 1 TL Vanilleextrakt
- etwas Stevia zum Süßen
- 1 TL Kakaopulver, ungesüßt

Zubereitung:

Alle Zutaten in einer Schüssel vermengen und ordentlich miteinander verrühren.

Danach in ein Schraubglas füllen und im Kühlschrank aufbewahren.

Quarkbällchen ~ 299 kcal

Zubereitungszeit:	**40 min** ☺
Portionen:	**2**
Schwierigkeit:	**leicht** ☺

Zutaten:

- 150 g Magerquark
- 1 Pck. Vanillezucker
- 1 Zitrone
- 310 g Dinkelmehl
- 1 Pck. Back Soda
- Salz
- 260 ml Sojamilch
- 6 EL Öl
- 85 g Agavendicksaft

Zubereitung:

Den Quark, das Dinkelmehl, die Back Soda, 50ml der Milch, Öl, 75g Agavendicksaft, Salz, Vanillezucker und Zitronenabrieb in einer Schüssel vermischen. Gut durchkneten bis der Teig vollständig zu einer Masse wird.

Eine Form fetten und die Masse zu Kugeln formen. Anschließend die Kugeln in die Form geben und mit der restlichen Milch übergießen.

Den Backofen auf 200 Grad vorheizen und die Form für 25 Minuten i in den Ofen schieben.

Nach 15 Minuten Backzeit den restlichen Agavendicksaft darauf verstreichen und die restliche Zeit mit backen.

Gebackene Pancakes ~ 438 kcal

Zubereitungszeit:	**25 min** ☺
Portionen:	**4**
Schwierigkeit:	**leicht** ☺

Zutaten:

- 4 Eier
- 60 g Agavendicksaft
- 200 ml Sojamilch
- 100 g Dinkelmehl
- 2 EL Mineralwasser
- 4 Kugeln Eis nach Wunsch

Zubereitung:

Den Backofen auf 200 Grad vorheizen und Papier auf einem Backblech auslegen.

Die Eier in eine Schüssel geben und schaumig schlagen. Zu den Eiern kommen 2 EL Agavendicksaft. Erneut Schaumig schlagen und die Milch zugeben. Langsam das Mehl zugeben und weiter rühren. Danach das Mineralwasser zufügen.

Den Teig auf dem Backblech verteilen und 15 Minuten backen.

Anschließend die Pfannkuchen vom Blech nehmen und mit Eis garnieren.

Burritos ~ 444 kcal

Zubereitungszeit: **20 min** ☺
Portionen: **4**
Schwierigkeit: **leicht** ☺

Zutaten:

- 60g Kokosmehl
- 2 EL Flohsamenschalenmehl
- 40ml Kokosöl flüssig
- 1 TL Back Soda
- 250ml heißes Wasser
- Salz
- Majoran

Zubereitung:

Das Kokosmehl zusammen mit den Flohsamenschalen in eine Rührschüssel geben, Back Soda, Kokosöl und heißes Wasser hinzufügen. Alles gut vermengen und mit Salz und Majoran würzen.

Den Teig teilen und Pitas (Teigfladen) formen.

Nun Öl in einer Pfanne erhitzen und die Fladen darin braten.

Tipp: Belegt werden diese Teigfladen in unterschiedlicher Form. Tomaten, Gurken, Sauerrahm schmecken sehr gut ,aber auch süße Varianten sind lecker.

Waffeln ~ 230 kcal

Zubereitungszeit: **15 min** ☺
Portionen: **4**
Schwierigkeit: **leicht** ☺

Zutaten:

- 3 Eier
- 45 g Butter
- 75 g Quark
- 40 g Mehl
- evtl. Stevia

Zubereitung:

Die Butter in einem Topf oder in der Mikrowelle schmelzen.

Anschließend mit dem Quark, den Eiern und dem Mehl in einer Schüssel vermengen und nach Bedarf süßen.

Den Teig nun portionsweise in das Waffeleisen geben und goldbraun backen. Ggf. mit Puderzucker bestreuen oder mit Apfelmus bestreichen.

Selbstgemachte Brötchen ~ 356 kcal

Zubereitungszeit:	**40 min** ☹
Portionen:	**5**
Schwierigkeit:	**leicht** ☺

Zutaten:

- 40 g Flohsamenschalen
- 150 g Magerquark
- 3 Eier
- 2 EL Chiasamen
- 2 EL Leinsamen
- 1 TL Back Soda
- Salz

Zubereitung:

Als erstes den Backofen auf 180 Grad vorheizen.

Die Flohsamenschalen, Chiasamen, Leinsamen, Back Soda und das Salz in einer Schüssel vermischen und zu einem Teig verarbeiten.

Alle anderen Zutaten danach mit in die Schüssel geben und gut unterheben und vermengen.

Aus dem Teig 5 gleich große Brötchen formen und anschließend auf einem mit Papier ausgelegten Backblech für 30 Minuten backen.

Gemüsekugeln mit Brokkoli ~ 214 kcal

Zubereitungszeit:	**30 min** ☺
Portionen:	**5**
Schwierigkeit:	**leicht** ☺

Zutaten:

- 120 g Brokkoli Röschen
- 30 g Leinsamenmehl
- 1 EL Chiasamen
- 100 g Käse gerieben
- 2 Eier
- 90 g Mandelmehl
- 2 TL Back Soda
- Salz
- Pfeffer
- n. B Süßlupinenmehl (Panade)
- 150ml Pflanzenöl

Zubereitung:

Den Brokkoli reinigen und die Röschen von Hand oder mit dem Mixer zerkleinern.

Das Mandelmehl, Leinsamenmehl, Chiasamen, Käse und Back Soda in einer Schüssel vermischen. Die Eier zugeben und unterheben.

Nun den Brokkoli hinzufügen und nochmals gut vermengen. Aus dem Teig kleine Kugeln formen und mit Salz und Pfeffer würzen.

In eine Schüssel oder einen Teller das Süßlupinenmehl geben, damit die Brokkoli-Bällchen darin gewendet werden können.
Die Kugeln in das Lupinenmehl geben und dann in der Pfanne mit Öl 3-4 Minuten braten.

Schnelles Brot ~ 399 kcal

Zubereitungszeit: **30 min** ☺
Portionen: **1 Leib**
Schwierigkeit: **leicht** ☺

Zutaten:

- 50 g Weizenkleie
- 50 g geschrotete Leinsamen
- 50 g gehackte Haselnüsse
- 50 g Dinkelmehl
- 2 Eier
- 1 TL Back Soda
- 250 g Magerquark

Zubereitung:

Den Backofen auf 180 Grad vorheizen.

In dieser Zeit alle Zutaten zu einem Teig vermengen und anschließend in eine Kastenform (gefettet) geben und für 25 Minuten backen.

Tipp: Rosinen oder Karotten machen sich ebenfalls gut im Teig.

Protein-Sandwich ~ 227 kcal

Zubereitungszeit: 15 min ☺
Portionen: 1
Schwierigkeit: leicht ☺

Zutaten:

- 2 Eiweißtoasts
- 1 Ei
- 2 Radieschen
- 50g körnigen Frischkäse
- 1 Blatt Eisbergsalat
- Salz
- Pfeffer
- Etwas Rucola

Zubereitung:

Das Ei in einer Pfanne zu einem Spiegelei anbraten, mit Salz und Pfeffer würzen.

Salat und Radieschen waschen und in Scheiben schneiden.

Den Toast mit Frischkäse bestreichen, den Salat sowie die Radieschen dazugeben mit dem Ei belegen und anschließend zu einem Sandwich zusammen klappen.

Frischkäse-Thunfisch-Aufstrich ~ 483 kcal

Zubereitungszeit: 15 min ☺
Portionen: 2-4
Schwierigkeit: leicht ☺

Zutaten:

- 250 ml QimiQ
- 500 g Frischkäse
- 1 Dose Thunfisch in Wasser
- 3 EL Schnittlauch
- Salz
- Pfeffer
- Paprikapulver

Zubereitung:

Den QimiQ in eine Schüssel geben und mit dem Thunfisch und dem Frischkäse vermengen.

Den Schnittlauch hinzugeben und mit Salz, Pfeffer und Paprikapulver würzen.

Nach Belieben weitere Gewürze dazu geben und in die Schraubgläser zur Aufbewahrung umfüllen.

Kalorienarme Marmelade ~ 454 kcal

Zubereitungszeit: **15 min** ☺
Portionen: **4**
Schwierigkeit: **leicht** ☺

Zutaten:

- 1 kg Himbeeren oder Erdbeeren
- 1 Pck. Gel fix
- 500 g Zucker (Süßstoffersatz als Alternative)

Zubereitung:

Die Himbeeren oder Erdbeeren in einem Topf mit dem Gelierzucker und dem Zucker mischen.

Kurz aufkochen lassen und danach in Gläser umfüllen. Bei Bedarf die Beeren zuvor pürieren.

Mini Vegie Burger ~ 424 kcal

Zubereitungszeit:	**40 min** 😐
Portionen:	**2-3**
Schwierigkeit:	**mittel** 😐

Zutaten:

- 1 Zwiebel
- 1 Avocado
- 1 Tomate
- 1 Bund Petersilie
- 1 kleine Karotte
- 1 Dose Kidneybohnen
- 60 g Instant Oats
- 1 Ei
- 2 EL Senf
- 1 EL Sojasauce
- 1 EL Kokosöl
- Aubergine
- EL Olivenöl
- EL Tomatenmark
- Etwas Wasser
- Einige Salatblätter

Zubereitung:

Als erstes die Zwiebel und die Karotte schälen. Danach die Zwiebel fein hacken und die Karotte reiben.

Die Bohnen abgießen und in ein hohes Gefäß geben mit der Karotte und der Zwiebeln füllen.

Die Instant Oats, 1 EL Senf, Salz, Pfeffer, Ei, Petersilie, Paprikapulver in das hohe Gefäß mit zu geben und pürieren.

Öl in einer Pfanne erhitzen und die Masse in Portionen darin braten, es entstehen kleine Fladen.

Den Ofen auf 175 Grad vorheizen und die Aubergine waschen.

Diese in 6 oder mehr große Scheiben schneiden und auf ein Backblech mit Papier legen. Für 10 Minuten in den Ofen schieben.

Aus dem Tomatenmark, dem Senf, Sojasoße und etwas Wasser ein Dressing machen.

Die Tomaten und das Fleisch der Avocado klein schneiden. Zusammen mit den Auberginen, dem Salat und der Soße alles zwischen die Fladen legen und mit einem Zahnstocher fixieren. Anschließend mit Petersilien garnieren.

Falsche Fischstäbchen ~ 455 kcal

Zubereitungszeit:	**30 min** ☺
Portionen:	**4**
Schwierigkeit:	**leicht** ☺

Zutaten:

- 1 Aubergine
- 2 Eigelb
- 3 EL Dinkelmehl
- Etwas Rapsöl
- Salz

Zubereitung:

Die Aubergine waschen und der Länge nach halbieren.

Danach die Hälften in Stifte schneiden.

Das Eigelb und das Mehl in zwei separaten Schüsseln bereitstellen.

Die Sticks zuerst in dem Ei und dann im Mehl wälzen, um sie anschließend in einer Pfanne mit Öl zu braten.

Zum Schluss mit etwas Salz würzen.

Kalorienarme Wraps ~ 319 kcal

Zubereitungszeit:	**15 min** ☺
Portionen:	**2-3**
Schwierigkeit:	**leicht** ☺

Zutaten:

- 4 Eiweiß
- 100 g Magerquark
- 70 g Dinkelmehl
- 1 Eier
- 100 ml Wasser
- Etwas Salz
- Etwas Süßstoff (flüssig)

Zubereitung:

Das Eiweiß in einer Schüssel schaumig schlagen.

Dann das Ei, den Magerquark und das Mehl mit in den Eischnee einarbeiten.

Wasser zur Masse geben und es entsteht ein zähflüssiger Teig.

Mit Süßstoff und Salz abschmecken. Den Teig in der Pfanne zu Wraps braten.

Energie Müsli ~ 338 kcal

Zubereitungszeit:	**35 min** ☺
Portionen:	**3-4**
Schwierigkeit:	**leicht** ☺

Zutaten:

- 400 g Äpfel
- 1 TL Zimt
- 0,5 TL Muskatnuss
- 0,5 Zitrone

Für die Streusel:

- 30 g gemahlene Mandeln
- 30 g Walnüsse, gehackt
- 1 TL Zimt
- 30 ml Honig
- 20 ml Kokosöl
- 60 g Mehl

Zubereitung:

Zuerst den Backofen auf 175 Grad vorheizen.

Nun die Äpfel schälen und entkernen. Danach in Stücke schneiden und in einer Auflaufform verteilen.

Die Äpfel mit Zitronensaft beträufeln, mit Zimt und Muskatnuss vermischen und alles mit einer Gabel zerdrücken
.
Für die Streusel alle Zugaben vermischen. Es entsteht eine krümelige Masse. Diese über den Äpfel verteilen und für 20 Minuten in den Ofen schieben.

Black Crépes ~ 388 kcal

Zubereitungszeit:	**20 min** ☺
Portionen:	**3**
Schwierigkeit:	**leicht** ☺

Zutaten:

- 90ml Kokosmilch
- 50g Frischkäse
- 1 TL Schokocreme
- 1 Ei
- 1 TL Vanilleextrakt
- 1 TL Kakao
- 1 TL Backsoda
- 15 ml Kokosöl

Zubereitung:

Die Kokosmilch mit dem Frischkäse, der Schokocreme, dem Ei, Vanilleextrakt, dem Kakao und Back Soda zu einer dünnflüssigen Schokomasse vermischen.

Etwas Öl in einer Pfanne erhitzen und den Teig portionsweise darin braten.

Tipp: Mit Früchten garnieren und zum Frühstück servieren.

Schinken-Käse-Croissant ~ 499 kcal

Zubereitungszeit: **30 min** 😩
Portionen: **3**
Schwierigkeit: **leicht** ☺

Zutaten:

- 2 Dose Frischteig für Croissants
- 12 Scheiben Kochschinken
- 200 g Gouda gerieben
- Eigelb
- 1 EL Schlagsahne

Zubereitung:

Den Croissant-Teig aus der Dose holen und in 12 Dreiecke schneiden.

Die Dreiecke mit je einer Scheibe Schinken belegen.

Schinkenränder bitte abschneiden.

Käse auf dem Schinken verteilen und die Croissants wie auf der Verpackung beschrieben aufrollen.

Das Eigelb mit der Sahne in einer Schüssel vermischen und damit die Croissants bestreichen.

Ofen auf 175 Grad einstellen und die Croissants 20 Minuten backen.

Veganes Omelette ~ 298 kcal

Zubereitungszeit: 20 min ☺
Portionen: 2
Schwierigkeit: leicht ☺

Zutaten:

- ½ Zwiebel
- 4 Tomaten
- 1 TL Pflanzenöl
- ¼ TL Paprikapulver
- Salz
- Pfeffer
- Schnittlauch zum Garnieren
- 200 g Naturtofu
- 30 ml Sojamilch
- 0,5 TL Currypulver

Zubereitung:

Die Zwiebel schälen und in Würfel schneiden. Danach in einer Pfanne mit Öl anbraten.

Den Tofu zerkleinern und mit in die Pfanne geben. Für ca. 7 Minuten mit braten.

Nun anschließend mit den Gewürzen Curry, Paprika, Salz und Pfeffer abschmecken.

Die Tomaten klein schneiden und mit in die Pfanne geben. Milch mit zugeben und kurz alles aufkochen lassen.

Mit Schnittlauch garnieren und servieren.

Apfel - Porridge ~ 340 kcal

Zubereitungszeit:	**15 min** ☺
Portionen:	**2**
Schwierigkeit:	**leicht** ☺

Zutaten:

- 2 Äpfel
- 4 EL Orangensaft
- 250 ml Milch
- 100 g Haferflocken
- 1 Prise Zimt
- 2 TL Haselnüsse gemahlen

Zubereitung:

Zuerst die Äpfel abwaschen und anschließend in kleine Stücke schneiden. Kurz in dem Orangensaft andünsten.

Die Milch aufkochen, die Haferflocken und Zimt unterrühren und kurz aufkochen lassen.

Das warme Porridge in eine Schüssel geben, die Äpfel dazu geben und mit den gemahlenen Haselnüssen bestreuen.

Deftiger Brunchteller ~ 488 kcal

Zubereitungszeit:	**20 min** ☺
Portionen:	**2**
Schwierigkeit:	**leicht** ☺

Zutaten:

- 400 g Kartoffeln
- 1 Zwiebel
- 5 Eier
- 1 EL Ghee
- 100 g Bauchspeck
- Salz
- Pfeffer
- ½ Bund Schnittlauch

Zubereitung:

Die Kartoffeln kochen, schälen und in Scheiben schneiden.

Den Speck und die Zwiebeln in Würfel schneiden.

Das Ghee in einer Pfanne erhitzen und den Speck mit den Zwiebel anbraten. Die Kartoffeln mit zugeben und nach Belieben knusprig braten.

Die Eier verquirlen und in die Pfanne gießen. Danach alles abschmecken und mit Schnittlauch garnieren.

Süße Puffer ~ 347 kcal

Zubereitungszeit:	**15 min** ☺
Portionen:	**2**
Schwierigkeit:	**leicht** ☺

Zutaten:

- 2 Bananen
- 1 TL Zimt
- Salz
- 6 EL Kokosöl

Zubereitung:

Die Bananen schälen und mit dem Mixer zerkleinern.

Mit Zimt und Salz würzen und danach in einer Pfanne mit Öl zu Puffern braten.

Apfelringe ~ 297 kcal

Zubereitungszeit: **15 min** ☺
Portionen: **2**
Schwierigkeit: **leicht** ☺

Zutaten:

- 1-2 säuerliche Äpfel
- 2 Eier
- Kokosöl
- 50 g Mehl
- 50 ml Mandelmilch
- ½ TL Zimt
- etwas Honig
- Salz

Zubereitung:

Den Apfel in Scheiben schneiden und bei Seite stellen.

Danach alle anderen Zutaten zu einem Teig in einer Schüssel vermischen.

Die Apfelscheiben durch den Teig ziehen und anschließend in einer heißen Pfanne mit Öl braten.

Bananen-Mandel-Shake ~ 218 kcal

Zubereitungszeit:	**15 min** 😐
Portionen:	**2**
Schwierigkeit:	**leicht** ☺

Zutaten:

- 1 Banane
- 5 g Mandeln
- 1 TL Kakaopulver
- 2 EL Haferflocken
- 1 TL Orangensaft
- 1 TL Honig
- 100 ml Milch
- Ingwer (entsaftet)
- Zitronenscheiben

Zubereitung:

Ingwer und Zitrone für mehrere Stunden in Wasser einlegen.

Die Banane schälen und mit den restlichen Zutaten in einen Mixer geben und ordentlich vermischen.

Nun das Zitronen / Ingwer Wasser zugeben je nach Bedarf und den Smoothie ergänzen.

Frisches Olivenbrot ~ 254 kcal

Zubereitungszeit: **60 min** ☹
Portionen: **1 Leib**
Schwierigkeit: **leicht** ☺

Zutaten:

- 500 g Mandelmehl
- 1 Würfel frische Hefe
- 10 getrocknete Tomaten in Öl
- Oliven
- Salz
- gemahlener Anis
- Rosmarin
- Oregano
- Thymian

Zubereitung:

Mehl in eine Schüssel füllen und in die Mitte die Hefe mit Wasser geben. Für 30 Minuten ziehen lassen.

Danach den Teig vermischen, die Oliven und Tomaten nach dem klein schneiden zugeben.

Den Ofen auf 240 Grad einstellen und den Teig nochmals mit den Gewürzen abschmecken.

Danach den Teig in eine Form geben und 20 bis 30 Minuten backen.

Käsekuchen mit Beeren~ 502 kcal

Zubereitungszeit:	**65 min** ☹
Portionen:	**2**
Schwierigkeit:	**leicht** ☺

Zutaten:

Für den Kuchen:
- 500 g Magerquark
- 200 g Frischkäse
- 2 Eier
- 50 ml Milch
- 50 g Mehl
- 1 TL Back soda

Für die heißen Beeren:
- 100 g Beerenmischung
- etwas Stevia zum Nachsüßen

Zubereitung:

Den Backofen auf 160 Grad vorheizen.

Die Zutaten des Kuchen in einer großen Schüssel vermischen.

Eine Kuchenform einfetten und den Teig einfüllen und für ca. 40 Minuten im Ofen backen.

Für das Topping die Beeren mit etwas Wasser und Stevia in einem Topf aufkochen lassen, bei Bedarf pürieren.

Den Kuchen auskühlen lassen und die Beeren auf dem Boden verteilen.

Raspberry Cheesecake Muffins ~ 84 kcal (pro Stück)

Zubereitungszeit:	**15 min** 😐
Portionen:	**20**
Schwierigkeit:	**leicht** 😊

Zutaten:

- 500 g Magerquark
- 40 g Apfelmus
- 2 Eier
- 4 Eiweiß
- 40 g Guarkernmehl
- 2 TL Backpulver
- Süßungsmittel z.B. Xucker oder Flavour Drops
- 100 g gemahlene Mandeln
- 100 g Himbeeren

Zubereitung:

Zuerst den Ofen auf 180 Grad vorheizen.

Das Eiweiß mit einem Rührgerät oder dem Mixer steif schlagen.

Die restlichen Zutaten zu einem Teig mischen und mit dem Süßungsmittel süßen. 50 g gemahlene Mandeln ebenfalls in den Teig unterheben.

Anschließend das Eiweiß zum Teig hinzufügen und vorsichtig unterheben.

Den Teig in Muffin Förmchen füllen und mit den anderen 50 g Mandeln bestreuen und für 30 Minuten im Ofen backen.

Cashew Bananen-Mandel-Shake ~ 223 kcal

Zubereitungszeit: **10 min** ☺
Portionen: **2**
Schwierigkeit: **leicht** ☺

Zutaten:

- 1 Banane
- 5 g Cashewmus
- 400 ml Mandelmilch ungesüßt (z.B. von Alpro)
- 1 TL Limettensaft
- Zimt
- etwas Minze

Zubereitung:

Banane schälen und zerkleinern, anschließend alle Zutaten in den Mixer geben und pürieren. Anschließend in 2 Gläser umfüllen.

Die Minze waschen, Blätter abzupfen und die beiden Gläser damit dekorieren.

Zum Schluss mit etwas Zimt bestreuen.

Paleo Müsli Balls ~ 60 kcal (pro Stück)

Zubereitungszeit: 15 min ☺
Portionen: 10
Schwierigkeit: leicht ☺

Zutaten:

- 6 Datteln
- 30 g gemahlene Mandeln
- 30 g Haferflocken
- 4 EL Rohkakao
- 3 TL Kokosöl

Zubereitung:

Die Datteln, die Mandeln, die Haferflocken und den Rohkakao in einen Mixer geben und alles zerkleinern.

Die Maße in eine Schüssel umfüllen.

Das Öl in die Pfanne geben und erhitzen. Anschließend über die pürierten Zutaten geben und unterheben.

Nun die Maße zu kleinen Kugeln formen und fest zusammendrücken, sodass diese eine feste Konsistenz erhalten.

Den restlichen Kakao auf einen Teller streuen und die Kugeln darin wälzen.

Ca. 30 Minuten kalt stellen und anschließend genießen.

Lachs-Avocado Rührei ~ 586 kcal

Zubereitungszeit: **15 min** ☺
Portionen: **2**
Schwierigkeit: **leicht** ☺

Zutaten:

- 4 Eier
- 100 g Räucherlachs
- 2 EL gehackter Schnittlauch
- ½ Avocado
- 1 TL Olivenöl
- Pfeffer
- Salz

Zubereitung:

Den Schnittlauch waschen und fein schneiden sowie die Avocado halbieren, Kern entfernen und eine Hälfte würfeln.

Die Eier aufschlagen und verquirlen, den Lachs in Stücke schneiden und zu den Eiern hinzufügen.

Das Olivenöl in der Pfanne erhitzen und das Rührei hineingeben. Bei niedriger Stufe braten.

Das von beiden gut gebratenen Ei nun auf einen Teller geben und mit der Avocado und dem Schnittlauch dekorieren, mit Salz und Pfeffer würzen.

Schoko Brownies ~ 125 kcal (pro Stück)

Zubereitungszeit: 35 min 😊
Portionen: 12
Schwierigkeit: leicht ☺

Zutaten:

- 200 g gemahlene Mandeln
- 100 g Apfelmus
- 3 Eier
- 100 g Xucker oder Süßungsmittel
- 4 EL Kakaopulver
- 4 EL Milch 1,5 %
- 1 EL Flohsamenschalen
- ½ Päckchen Backpulver
- 1 Prise Salz

Zubereitung:

Den Ofen auf 180 Grad vorheizen.

Die gemahlenen Mandeln, Puderxucker, Kakaopulver, Backpulver, Salz und Flohsamenschalen in einer Schüssel gut vermischen.

Anschließend die Milch und die Eier zugeben und verrühren bis ein cremiger Teig entsteht. Dann das Apfelmus hinzugeben und nochmals glatt rühren.

Den Teig nun in eine quadratische Form oder auf ein mit Papier ausgelegtes Backblech geben. Alles gleichmäßig verteilen und ggf. glatt streichen.

Für ca. 20-30 Minuten backen. Anschließend auskühlen lassen und in 12 gleich große Stücke aufschneiden.

Käsekuchen ohne Boden ~ 578 kcal

Zubereitungszeit:	**65 min** ☹
Portionen:	**10**
Schwierigkeit:	**leicht** ☺

Zutaten:

- 1600 g Frischkäse
- 400 g Magerquark
- 500 g Zucker
- 6 EL Mehl
- 1 Zitrone
- 8 Eier
- 4 Eigelb
- 1 Vanilleschote
- 1 Springform 26 cm

Zubereitung:

Den Ofen auf 200 Grad vorheizen.

Zuerst die Zitrone auspressen und den Saft in ein kleines Glas füllen.

Den Frischkäse, Quark, die Hälfte Zucker, Mehl, Eier, Eigelb und Vanillemark glatt rühren. Dann den Zitronensaft dazu geben und verrühren.

Den Teig in eine gefettete 26er-Springform füllen.

Die Form in den Ofen schieben und für ca. 10 Minuten backen. Anschließend den Ofen öffnen, sodass die Hitze entweichen kann und auf 120 Grad herunterschalten.

Den Kuchen für weitere 50 Minuten backen.

Smoothie Bowl mit Banane & Beeren ~ 389 kcal

Zubereitungszeit:	**20 min** ☺
Portionen:	**2**
Schwierigkeit:	**leicht** ☺

Zutaten:

- 1 Banane
- 200 g Mango
- 150 g Beerenmischung
- 2 Datteln
- 100 ml Mandelmilch ungesüßt (z.B. Alpro)
- 2 EL Chiasamen
- 2 EL Mandeln

Zubereitung:

Die Banane und die Mango schälen.

Einen Teil vom Obst zur Seite legen für die spätere Dekoration der Bowl.

Den restlichen Teil der Banane und Mango, sowie die anderen Zutaten in den Mixer geben und gut pürieren.

Die Chiasamen hinzufügen und für 15 Minuten quellen lassen.

Den Smoothie in 2 große Gläser umfüllen und mit dem restlichen Obst garnieren.

Würstchenrollen ~ 301 kcal

Zubereitungszeit:	**40 min** ☺
Portionen:	**2**
Schwierigkeit:	**leicht** ☺

Zutaten:

- 500 g Dinkelmehl
- 1 Pck. Trockenhefe
- Etwas Ketchup
- Etwas Senf
- 1 Becher Röstzwiebeln
- 1 Eigelb
- Etwas Wasser
- 200 ml lauwarmes Wasser
- 50 ml Olivenöl
- Salz
- Zucker
- 8 Würstchen

Zubereitung:

Die Trockenhefe und den Zucker in eine Schüssel geben und mit etwas lauwarmen Wasser vermengen. Das Mehl mit Wasser und Öl unterheben.

Alles zu einem Teig vermischen und für 1 Stunde gehen lassen.

Anschließend in 8 Portionen teilen und ausrollen. In die Teigfladen kommen nun die Würstchen mit Senf und Ketchup sowie 1 TL Röstzwiebeln. Den Teig zusammenrollen.

Den Backofen auf 200 Grad heizen, die Rollen auf einem Backblech auslegen, mit Eigelb bestreichen und danach 20 Minuten backen.

Eier-Crêpe-Sandwich ~ 140 kcal

Zubereitungszeit:	**15 min** ☺
Portionen:	**3**
Schwierigkeit:	**leicht** ☺

Zutaten:

- 4 Eier
- 50 g Dinkelmehl
- 20 ml Olivenöl
- 1 EL Erythrit
- 1 Tomate
- 2 Scheiben Hähnchenbrust Aufschnitt
- Salz
- Pfeffer

Zubereitung:

Die Eier, das Mehl und das Erythrit mit etwas Wasser in einer Schüssel vermischen und mit Salz, Pfeffer würzen. Evtl. nach Bedarf noch frische Kräuter dazugeben.

Das Olivenöl in der Pfanne erhitzen und den Teig hinein füllen und von beiden Seiten goldbraun backen.

In der Zwischenzeit die Tomate in dünne Scheiben schneiden.

Den Crêpe aus der Pfanne nehmen und mit den Tomatenscheiben sowie dem Hähnchenbrust Aufschnitt belegen und zusammenrollen.

Bananenbrot ~ 212 kcal

Zubereitungszeit:	**20 min** ☺
Portionen:	**1 kleines Brot (8 Scheiben)**
Schwierigkeit:	**leicht** ☺

Zutaten:

- 2 Eier
- 2 reife Bananen
- 20 g Kokosmilch
- 100 ml Wasser
- 1 Päckchen Backpulver
- 2 Vanilleschoten
- 2 EL Zitronensaft

Zubereitung:

Den Ofen auf 180 Grad vorheizen.

Nun die Eier in einer Schüssel aufschlagen, die Kokosmilch und das Wasser hinzugeben und gut verrühren.

In einer anderen Schüssel alle trockenen Zutaten miteinander vermischen.

Die Bananen schälen und klein pürieren. Anschließend zu der flüssigen Eiermasse hinzugeben. Alles gut miteinander vermengen und auch die Trockenzutaten hinzugeben, erneut gut unterheben und zu einem glatten Tag verrühren.

Dann wird der Teig in eine kastenförmige Backform gefüllt, diese am besten mit Backpapier auslegen oder etwas einfetten.

Für 30 Minuten backen und zum Auskühlen auf einen Teller oder ein Kuchengitter stürzen.

Veganer Kokos-Kaiserschmarrn ~ 595 kcal

Zubereitungszeit: **25 min** ☺
Portionen: **2**
Schwierigkeit: **leicht** ☺

Zutaten:

- 350 ml Kokos Sojamilch (z.B. Alpro)
- 200 g Mehl
- 2 EL Xucker
- 1 Packung Vanillezucker
- 1 Packung Backpulver
- 2 EL Kokosöl
- Puderzucker

Zubereitung:

Die Kokos Sojamilch, das Mehl, den Xucker, Vanillezucker und das Backpulver in eine Schüssel geben und gut miteinander vermischen.

Das Kokosöl in einer Pfanne erhitzen und den Teig hineingeben. Gut anbraten und mit einem Bratwender den Teig in kleine Stücke reißen. Weiter anbraten bis die ganze Maße goldbraun ist.

Den Kaiserschmarrn auf einen Teller geben und mit Puderzucker bestäuben.

Vanille Joghurt mit Beeren ~ 173 kcal

Zubereitungszeit:	**20 min** ☺
Portionen:	**4**
Schwierigkeit:	**leicht** ☺

Zutaten:

- 1 Vanilleschote
- 500 g Naturjoghurt 3,5 % Fett
- 100 ml Schlagsahne
- 300 g Beerenmischung

Zubereitung:

Das Joghurt in eine Schüssel füllen, die Vanilleschote aufschneiden, das Mark herauskratzen und unter das Joghurt heben.

Die Sahne steif schlagen und zum Joghurt dazu geben.

Die Beeren waschen (bei einer TK Mischung zuerst auftauen lassen).

Die Hälfte der Joghurtmischung in 4 Dessertgläser füllen, die Beeren darauf geben und den restlichen Joghurt darüber verteilen.

Gurken-Kefir Smoothie ~ 173 kcal

Zubereitungszeit: 10 min ☺
Portionen: 1
Schwierigkeit: leicht ☺

Zutaten:

- 1 Salatgurke
- ein paar Minzblätter
- 500 ml Kefir 1,5 % Fett
- Salz
- Pfeffer

Zubereitung:

Die Gurke säubern, waschen und in Scheiben schneiden.

Die Minzen ebenfalls waschen und grob hacken. Die Gurke und die Minze zusammen mit dem Kefir in einen Mixer geben und gut pürieren.

Den Smoothie mit Salz und Pfeffer abschmecken und in die 4 Gläser verteilen.

Schoko Kokos Müsli ~ 381 kcal

Zubereitungszeit:	**20 min** ☺
Portionen:	**4**
Schwierigkeit:	**leicht** ☺

Zutaten:

- 1 Mango
- 2 Äpfel
- 150 ml Apfelsaft
- 40 g Zartbitterschokolade
- 80 g Haferflocken
- 40 g Kokosflocken
- 200 g Naturjoghurt 1,5% Fett
- 40 g Haferpops

Zubereitung:

Die Mango schälen und das Fruchtfleisch vom Kern lösen. In kleine Stücke schneiden. Die Äpfel waschen und ebenfalls klein schneiden.

Die Mango und Apfelstücke zusammen mit dem Apfelsaft in einen Mixer geben und pürieren.

Die Zartbitterschokolade raspeln und mit den Hafer- und Kokosflocken vermischen.

Nun jeweils eine Schicht mit dem pürierten Obst in 4 Gläser füllen. Die nächste Lage bestehend aus der Zartbitterschokolade und den Flocken darüber geben. Das Naturjoghurt darüber verteilen und mit dem restlichen Müsli bedecken.

Zum Schluss mit den Rest des Obstpürees auffüllen und den Haferpopps dekorieren.

Vollkornbrot mit Avocadofrischkäse & Lachs ~ 400 kcal

Zubereitungszeit: 20 min ☺
Portionen: 2
Schwierigkeit: leicht ☺

Zutaten:

- 1 reife Avocado
- 100 g körniger Frischkäse
- 2 Radieschen
- ¼ Salatgurke
- ½ Kresse
- 4 Scheiben Vollkornbrot
- 100 g Räucherlachs
- 1 kleine rote Zwiebel
- etwas Schnittlauch
- Salz
- Pfeffer

Zubereitung:

Die Avocado schälen, halbieren und das Fleisch vom Stein lösen. Das Fruchtfleisch mit einer Gabel zerdrücken und mit dem körnigen Frischkäse vermischen.

Die Zwiebel schälen und klein hacken. Den Schnittlauch waschen und fein schneiden. Beides unter das Frischkäse-Avocado Gemisch heben und mit Salz und Pfeffer würzen.

Radieschen und Gurke putzen, waschen und in Scheiben schneiden. Kresse ebenfalls waschen.
Die Brotscheiben mit der Avocado-Frischkäse-Creme bestreichen und mit Lachs-, Gurken- und Radieschen Scheiben belegen, mit der Kresse dekorieren.

Müslibrötchen ~ 254 kcal

Zubereitungszeit: **20 min** ☺
Portionen: **10 Brötchen**
Schwierigkeit: **leicht** ☺

Zutaten:

- 220 g Dinkelmehl
- 200 g Dinkelvollkornmehl
- 100 g kernige Haferflocken
- 45 g Sonnenblumenkerne
- 45 g Leinsamen
- 100 g Rosinen
- Salz
- 1 TL Honig
- ½ Würfel Hefe

Zubereitung:

200 g Dinkelmehl, Vollkornmehl mit 80 g Haferflocken, 2 EL Sonnenblumenkernen, 2 EL Leinsamen, Rosinen, Salz, Honig, fein zerbröselter Hefe und 350 ml warmem Wasser in eine große Schüssel geben.

Kurz mit einem Löffel so zu einem Teig verrühren, dass keine trockenen Stellen mehr zu sehen sind (nicht kneten). Eine glatte Oberfläche formen, die Schüssel abdecken und über Nacht bei Zimmertemperatur gehen lassen.

Am nächsten Tag den Teig auf einer mit dem restlichen Mehl bemehlten Arbeitsfläche 2- bis 3-mal falten und mit einer Teigkarte oder einem Messer in 10 Stücke schneiden und zu Brötchen formen; am besten mit feuchten Händen, da der Teig sehr klebt.

Teigstücke mit genügend Abstand auf Backpapier legen, mit einem feuchten Geschirrtuch bedecken und 30 Minuten ruhen lassen.

Brötchen mit Wasser bepinseln und mit restlichen Haferflocken, Kernen und Samen bestreuen.

Einen flachen Topf mit heißem Wasser auf den Boden des Backofens stellen.

Backpapier mit den Brötchen auf das Blech ziehen und im vorgeheizten Backofen bei 250 °C (Ober-/Unterhitze) in etwa 15 Minuten goldbraun backen.

Chia Pudding ~ 200 kcal

Zubereitungszeit:	**20 min** ☺
Portionen:	**2**
Schwierigkeit:	**leicht** ☺

Zutaten:

- 200 ml Mandelmilch
- ½ Päckchen Vanillezucker
- 30 g Chiasamen
- 150 g Himbeeren
- 10 g Walnusskerne

Zubereitung:

Die Mandelmilch, den Vanillezucker und die Chiasamen in einer Schüssel vermischen und für ca. 15 Minuten quellen lassen.

Den Chiapudding auf 2 Gläser verteilen und über Nacht in den Kühlschrank stellen.

Am nächsten Tag die Walnüsse hacken und die Himbeeren auf den Chiapudding verteilen.

Zum Schluss mit den Walnüssen bestreuen und genießen.

Vorspeisen und Salate

(inkl. Kalorienangaben)

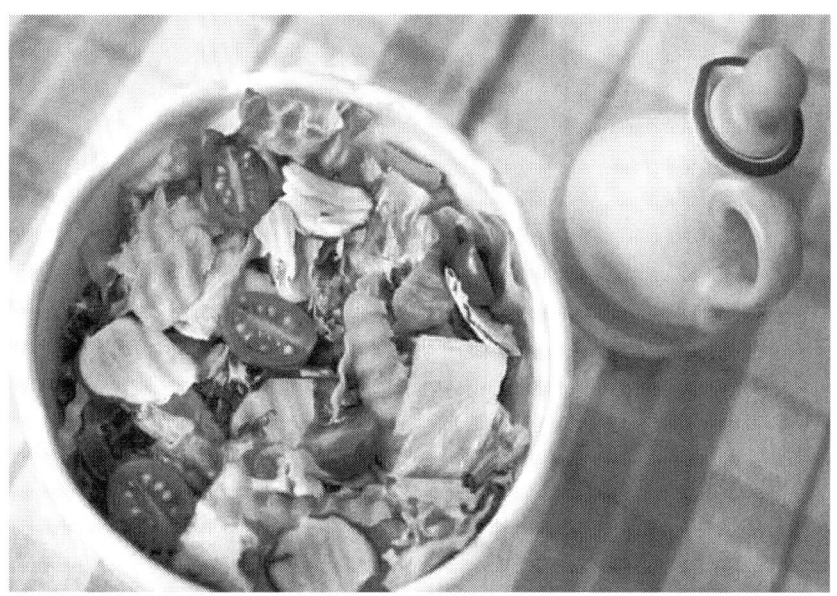

Italienische Avocado Hälften ~ 285 kcal

Zubereitungszeit:	**20 min** ☺
Portionen:	**2 Personen**
Schwierigkeit:	**leicht** ☺

Zutaten:

- 1 Avocado (reif)
- 2 EL Basilikum (frisch)
- 1 Tomate
- 1 EL weiße Zwiebel (fein gehackt)
- etwas Knoblauch
- 2 EL Balsamico-Essig
- Salz, Pfeffer
- geriebener Parmesan
- Sonnenblumenkerne

Zubereitung:

Die reife Avocado halbieren und danach den Kern vorsichtig herauslösen. Beide Hälften mit Salz und Pfeffer würzen.

Unter gelegentlichem Rühren werden die Sonnenblumenkerne in einer Pfanne ohne Fett leicht an geröstet und abkühlen lassen.

Die gewaschene und in kleine Stücke geschnittene Tomate mit der fein gehackten Zwiebel und dem Basilikum mischen und in die Vertiefung der Avocado Hälften geben. Mit Balsamico-Essig beträufeln.

Mit den an gerösteten Sonnenblumenkerne und dem geriebenen Parmesan garnieren und gleich servieren.

Feldsalat mit Ziegenfrischkäse ~ 293 kcal

Zubereitungszeit: 20 min ☺
Portionen: 2 Personen
Schwierigkeit: leicht ☺

Zutaten:

- 100 g Feldsalat
- 300 g kleine Tomaten
- 80 g Ziegenfrischkäse
- 1 Apfel
- 10 g geriebene Walnüsse
- 1 rote Zwiebel
- 1 TL Dijon-Senf
- 1 TL Reissirup
- 2 EL Apfelessig
- Salz, Pfeffer
- 2 EL Olivenöl

Zubereitung:

Den Ofen vorheizen auf 200°C und das Backpapier auf das Backblech legen. Den Salat waschen, die Tomaten halbieren und den Apfel in dünne Scheiben schneiden.

Die Walnüsse ohne Fett in einer Pfanne unter gelegentlichem Rühren leicht anrösten und danach abkühlen lassen.

Für das Dressing die Zwiebel schälen und in kleine Würfel schneiden. Essig, Reissirup, Senf und die Zwiebelwürfel in einer Schüssel mischen, mit Salz und Pfeffer würzen,das Olivenöl unterschlagen.
Den Ziegenfrischkäse im Backofen ca. 4 Minuten auf dem Backblech überbacken. Salat, Tomatenhälften und Apfelscheiben mit dem Dressing mischen und dem überbackenen Ziegenfrischkäse anrichten.

Kleine Lauch-Tomate Quiches ~ 89 kcal pro Stück

Zubereitungszeit:	**40 min** ☺
Portionen:	**8 Schälchen á 10 cm**
Schwierigkeit:	**leicht** ☺

Zutaten:

- 200 g Schmand
- 3 EL Milch (3,5 % Milch)
- 80 Margarine
- 4 Eier
- 300 g Dinkelmehl
- ½ Packung Backpulver
- 200 g kleine Tomaten
- 2 Stangen Lauch
- Olivenöl, Salz, Pfeffer
- 2 EL Petersilie
- 150 mg Naturjoghurt
- 100 g geriebener Käse

Zubereitung:

Den Backofen vorheizen auf 180°C. 100 g Schmand mit Milch, Margarine, Salz und 1 Ei vermengen. Backpulver mit dem Mehl vermischen und zur Masse geben. Solange kneten bis ein geschmeidiger Teig entsteht. 1 Stunde kühl stellen. Den Teig ausrollen, ausstehen und in eine Form legen. Leicht andrücken.

Tomaten und Lauch waschen, halbieren, in Streifen schneiden und in Öl kurz andünsten. Den Kerbel untermischen und mit Salz und Pfeffer würzen. Auf den vorbereiteten Teig verteilen.

3 Eier mit 100 g Schmand, 150 mg Naturjoghurt und dem Käse vermischen, würzen und als Guss über die Schälchen geben. Ca. 35 Minuten überbacken

Bunter Reissalat ~ 243 kcal

Zubereitungszeit:	**35 min** ☺
Portionen:	**4 Personen**
Schwierigkeit:	**leicht** ☺

Zutaten:

- 150 g Vollkornreis
- 100 g Mohrrüben
- 150 g Gurke
- 150 g gelbe Paprika
- 200 g Tomaten
- 3 EL Apfelessig
- 3 EL Gemüsefond
- 2 EL Sonnenblumenöl
- Salz, Pfeffer, Zucker, Schnittlauch

Zubereitung:

Reis, wie auf der Verpackung beschrieben, kochen, abgießen, kalt abspülen und abtropfen lassen.

Mohrrüben, Gurke, Paprika, Tomaten waschen bzw. schälen. Alles in kleine Stücke schneiden.

Für das Dressing Apfelessig, Gemüsefond, Sonnenblumenöl in einer Schüssel vermischen. Den Reis und das Gemüse unterrühren und ca 15 Minuten ruhen lassen.

Würzig geröstete Kichererbsen ~ 357 kcal

Zubereitungszeit:	**35 min** ☺
Portionen:	**1**
Schwierigkeit:	**leicht** ☺

Zutaten:

- 1 Dose Kichererbsen
- 1 E! Öl
- 1 TL Gewürze (nach Geschmack mit Salz, Paprika, Chili, Kümmel etc.)

Zubereitung:

Die Kichererbsen gut abtropfen lassen und mit kalten Wasser kurz abwaschen. Danach vorsichtig trocken tupfen.

Die Kichererbsen mit dem Öl und der gewünschten Gewürzmischung mischen und sorgfältig unterrühren. Backblech mit Backpapier auslegen und darauf aufteilen.

Ca. 30 Minuten auf der 3. Schiene im vorgeheizten Backofen bei 180°C Umluft fertig rösten.

gebackener Sellerie mit Feldsalat ~ 349 kcal

Zubereitungszeit: 50 min ☺
Portionen: 4 Personen
Schwierigkeit: leicht ☺

Zutaten:

- 2 Knollen Sellerie (ca. 2 kg)
- 125 g Semmelbrösel
- 1 TL Curry
- 2 Eier
- 2 Grapefruits
- 1 TL mittelscharfer Senf
- 3 El Balsamico-Essig
- 2 El Walnussöl
- 100 Salat
- 2 EL Sonnenblumenkerne

Zubereitung:

Den geschälten Sellerie halbieren und in jeweils 6 Spalten schneiden. Die Brösel mit Curry, Salz und Pfeffer würzen. Die Sellerie Spalten zuerst in den verquirlten Eiern eintauchen und dann in den Semmelbröseln wenden.
Im vorgeheizten Backofen bei 175°C Umluft auf einem mit Backpapier ausgelegtem Backblech legen und ca. 40 Minuten garen.

Grapefruits filetieren. Den Saft von den ausgedrückten Fruchtresten auffangen und für das Dressing mit Senf, Essig und Öl vermengen.

Den Salat säubern, waschen und trocken schütteln. Die Sonnenblumenkerne ohne Fett anrösten und danach abkühlen lassen.

Feldsalat, Grapefruit Filets und das Dressing mischen und anrichten.

Schafskäse Dip mit Rote Beete ~396 kcal

Zubereitungszeit:	**25 min** ☺
Portionen:	**4**
Schwierigkeit:	**leicht** ☺

Zutaten:

- 250 g Rote Beete (vorgegart)
- 200 g Feta Käse
- etwas Knoblauchzehe
- 100 g Pinienkerne (geröstet, gesalzen)
- ½ TL Basilikum
- 3 EL Walnussöl
- 2 TL Zitronensaft
- Salz, Pfeffer
- 1/3 Bund Schnittlauch

Zubereitung:

Rote Beete in Stücke schneiden (unbedingt mit Handschuhen arbeiten!). Den Käse grob zerteilen. Knoblauch schälen und grob hacken. Alles in ein hohes Gefäß geben. Pinienkerne, Basilikum, Öl und Zitronensaft dazugeben und mit dem Mixstab fein pürieren.

Die streichbare Masse etwas salzen und pfeffern.

Den Dill säubern, waschen und trocken tupfen, fein hacken und unter die Masse mischen.

Schmeckt vorzüglich als Brotaufstrich, zu Kartoffeln oder einfach nur als Dip.

Bulgursalat mit gebratenem Mischgemüse ~ 287 kcal

Zubereitungszeit:	20 min ☺
Portionen:	2
Schwierigkeit:	normal ☺

Zutaten:

- 125 g Bulgur
- 0,5 l Wasser
- ½ Aubergine
- 1 rote Paprika
- ½ Zucchini
- 4 Cocktailtomaten
- 1 Knoblauchzehe
- 4 EL Walnussöl
- ½ EL Tomatenmark
- ½ EL Gemüsebrühe
- ½ TL Kreuzkümmel (gemahlen)
- ½ Bund Petersilie (glatt)
- Etwas Schnittlauch

Zubereitung:

Den Bulgur nach Packungsanleitung zubereiten. Danach abkühlen lassen und mit Walnussöl, Tomatenmark, Salz und Kreuzkümmel vermengen.

Die Aubergine in kleine Schelben schneiden und salzen. Bitterstoffe werden dadurch verringert. Mit Küchenkrepp trocknen. Zucchini, Paprika und die Aubergine in kleine Würfel schneiden (1cm) und mit dem gewürfelten Knoblauch anbraten.

Die Tomaten achteln und mit dem anderen Gemüse zum Bulgur geben. Petersilie und Schnittlauch klein hacken und unterrühren.

Hirse mit gefüllten Tomaten ~ 397 kcal

Zubereitungszeit: 35 min ☺
Portionen: 2
Schwierigkeit: leicht ☺

Zutaten:

- 4 große Tomaten
- 100 g Hirse
- 300 ml Wasser
- 1 Bund Basilikum
- 3 Knoblauchzehen
- 100 g Mandeln
- 2 EL Walnussöl
- Salz, Pfeffer, Fett für die Form

Zubereitung:

Hirse ohne Öl in einer beschichteten Pfanne anrösten, bis sie duftet. Das Wasser zum Kochen bringen, die Hirse dazugeben, salzen und bei geringer Hitze köcheln lassen, die die Flüssigkeit aufgesogen und die Hirse weich ist. (ca. Minuten)

Die Tomaten inzwischen waschen und halbieren. Die Kerne herausnehmen. Die Mandeln in der Pfanne ohne fett anrösten. Olivenöl, Mandeln und den Knoblauch mit einem Mixstab pürieren, salzen und pfeffern.

Die halben Tomaten in einen gefetteten Bräter setzen, salzen, pfeffern und die Hirse hineingeben. Die Tomaten mit der pürierten Masse bedecken.

Die Tomaten ca. 25 Minuten im vorgeheizten Backofen (200°C) garen, bis die Oberfläche beginnt, braun zu werden.

Quinoa Salat mit Avocado ~ 224 kcal

Zubereitungszeit:	**50 min** ☺
Portionen:	**4**
Schwierigkeit:	**leicht** ☺

Zutaten:

- 1 Tasse Quinoa
- 1 Gurke
- 1 Avocado
- 10 Kirschtomaten
- 1 ½ Bund Schnittlauch
- 1 TL Meersalz
- Etwas Walnussöl
- Wasser nach Bedarf
- Chili, Pfeffer

Zubereitung:

Quinoa waschen und ca. 20 Minuten in einem Topf mit Wasser bedeckt kochen.

Tomaten, Gurke und Avocado würfeln und Schnittlauch fein schneiden.

Wenn die Konsistenz von weichem Reis bei der Quinoa ähnlich ist, dann kann man sie unter Wasser abbrausen und gut abtropfen lassen.

Mit der Petersilie und den Gemüsewürfeln vermischen, nach Bedarf salzen und pfeffern.

Steckrübensalat ~ 287 kcal

Zubereitungszeit:	**30 min** ☺
Portionen:	**2**
Schwierigkeit:	**leicht** ☺

Zutaten:

- ½ Steckrübe
- Pfeffer
- ½ Liter Gemüsebrühe
- Knoblauch
- Chili
- Schalotte
- ½ Salatgurke
- 1 EL Essig
- 1 TL Senf
- 1 EL Naturjoghurt 1,5%
- Salz

Zubereitung:

Zuerst die Steckrübe schälen und in Würfel schneiden.

Diese mit Gemüsebrühe in einem Topf zum Kochen bringen und für ca. 15 Minuten weichkochen.

In dieser Zeit das Dressing vorbereiten.

Dazu Schalotten, Gewürze und grüne Gurke, sowie die Chili klein schneiden und in einer Schüssel vermischen.

Nun Senf und Naturjoghurt zugeben und unterheben.
Die Steckrüben auf einem Teller anrichten und mit dem Dressing servieren.

Suppen und Eintöpfe

(inkl. Kalorienangaben)

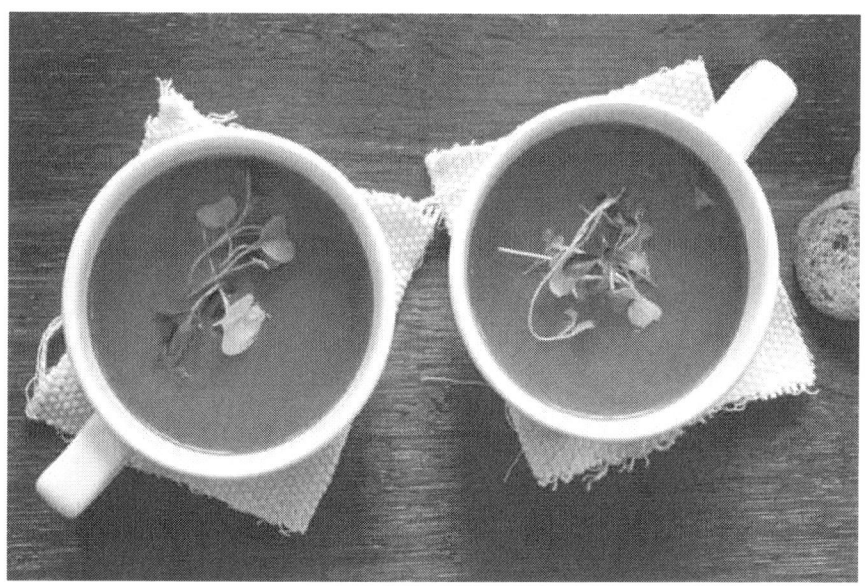

Kartoffelsuppe mit Lauch ~ 419 kcal

Zubereitungszeit:	**45 min** ☺
Portionen:	**4**
Schwierigkeit:	**leicht** ☺

Zutaten:

- 2 Zwiebeln (weiß)
- 750 g Kartoffeln
- 1 Lauch
- 2 EL Butterschmalz
- 1 l Brühe
- 250 g Sahne

Zubereitung:

Zwiebel schälen und würfeln. Ebenfalls die Kartoffel schälen und in ca. 2 cm große Stücke schneiden. Lauch säubern und in ringe schneiden.

Die Zwiebel in einen Topf mit Butterschmalz glasig andünsten.

Lauch und Kartoffel hinzufügen und mitdünsten.

Mit der Brühe aufgießen und zugedeckt ca. 20 Minuten bei kleiner Flamme kochen lassen, bis die Kartoffeln die gewünschte Konsistenz haben.

Die Suppe mit dem Stabmixer fein pürieren.

Danach die Sahne unterrühren und nach Bedarf mit Salz und Pfeffer würzen.

Rotes Linsen-Kokos-Curry ~ 474 kcal

Zubereitungszeit:	**30 min** ☺
Portionen:	**4**
Schwierigkeit:	**leicht** ☺

Zutaten:

- 2 Zwiebeln
- 2 EL Kokosöl
- 2 EL Currypaste (rot)
- 425 ml Kokosmilch
- 400 ml Brühe
- ½ Bund Petersilie
- 200 g Linsen (rot)
- 1 Blumenkohl (mittel)
- 1 rote Paprika
- Salz, Pfeffer

Zubereitung:

Zwiebel schälen und in grobe Stücke schneiden. Blumenkohl säubern und die Röschen vom Strunk entfernen. Bei Bedarf die Röschen halbieren. Paprika waschen und ebenfalls in grobe Stücke schneiden.

Zwiebel in einem Topf mit Öl glasig dünsten. Danach die Currypaste einrühren und kurz mildünsten. Paprika und Blumenkohl hinzufügen und kurz mit braten. Im Anschluss die Linsen untermengen, mit Kokosmilch und Brühe aufgießen. Aufkochen lassen und für ca. 12 Minuten zugedeckt garen lassen.

Die Petersilie fein hacken und untermischen. Mit Salz und Pfeffer würzen und servieren.

Wirsing-Kartoffel Eintopf ~ 349 kcal

Zubereitungszeit: 50 min ☺
Portionen: 4
Schwierigkeit: leicht ☺

Zutaten:

- 800 g Wirsing
- 800 g Kartoffeln
- 4 Möhren
- 2 Zwiebel
- 1 l Brühe
- 1 TL Kümmel
- 4 EL Sonnenblumenöl
- 4 EL diverse Kräuter
- 1 TL Muskat
- 1 TL Cayennepfeffer
- Salz, Pfeffer

Zubereitung:

Die Zwiebel in einem Topf mit Öl glasig andünsten. Den Wirsing in feine Streifen und die Möhren in dünne Scheiben schneiden. Die Kartoffeln schälen und würfeln.

Alles zusammen kurz einige Minuten mitdünsten. Mit Brühe aufgießen, den Kümmel hinzufügen und die Suppe aufkochen lassen. Für ca. 20 Minuten zugedeckt köcheln lassen und die gewünschten Kräuter hinzufügen. Mit Salz und Pfeffer abschmecken.

Möhren-Kürbis Suppe ~ 252 kcal

Zubereitungszeit:	**30 min** ☺
Portionen:	**4**
Schwierigkeit:	**leicht** ☺

Zutaten:

- 400 g Hokkaido-Kürbis
- 1 Zwiebel
- 200 g Möhren
- 1 EL Margarine
- 1 Prise Curry
- 1 L Brühe
- 4 EL Crème fraîche
- Salz und Pfeffer

Zubereitung:

Den Hokkaido-Kürbis in Würfel schneiden. Die Möhren raspeln und die Zwiebel fein hacken.

Die Margarine in einem Topf zum Schmelzen bringen und die Zwiebel darin glasig anrühren. Das Gemüse dazugeben und mit dünsten.

Das Gemüse mit der Brühe aufgießen und ca. 10 Minuten kochen lassen.

Danach alles mit dem Stabmixer pürieren und mit Salz und Pfeffer abschmecken. Mit Crème fraîche servieren.

Lauchcremesuppe ~ 518 kcal

Zubereitungszeit: **20 min** ☺
Portionen: **4**
Schwierigkeit: **leicht** ☺

Zutaten:

- 1 Zwiebel
- 2 ½ Stangen Lauch
- 0,75 l Gemüsebrühe
- 200 g Schmelzkäse mit Kräutern
- 1 Bund Schnittlauch

Zubereitung:

Lauch säubern und in Ringe schneiden, ebenso die Zwiebel. Beides kurz in Öl an schwitzen und danach mit Brühe aufgießen. Ca. 3 Minuten kochen lassen.

Den Schmelzkäse zerteilen und direkt in die Suppe geben. Gut umrühren, dass der Käse sich auflösen kann. Bei Bedarf noch mit Salz und Pfeffer nachwürzen.

vegetarischer Borschtsch ~ 441 kcal

Zubereitungszeit:	30 min ☺
Portionen:	4
Schwierigkeit:	leicht ☺

Zutaten:

- 1 Stange Lauch
- 500 g Rote Beete
- 3 Möhren
- 500 g Weißkohl
- 500 g Kartoffeln
- 1 Zwiebel
- 2 EL Sonnenblumenöl
- 2 EL Balsamico-Essig (weiß)
- ½ Bund Dill
- 1 Becher Schmand
- 1 ½ l Brühe
- Salz, Pfeffer, Zucker

Zubereitung:

Gemüse säubern und klein schneiden. Die Roten Beete (mit Handschuhen!) in Stifte, Lauch in Ringe, Karotten in Scheiben, Weißkohl in Streifen, Kartoffel würfeln und die Zwiebel hacken.

Alles, außer den Möhren und den Lauch, kurz in Öl andünsten. Mit Brühe aufgießen und aufkochen lassen. Ca. für 15 Minuten zugedeckt köcheln lassen und danach die Karotten und den Lauch hinzufügen. Für weitere ca. 10 Minuten köcheln lassen. Nach Bedarf mit Zucker, Essig, Salz und Pfeffer abschmecken.

Mit Schmand und etwas Dill anrichten.

Kichererbsen-Möhren-Avocado Suppe ~ 426 kcal

Zubereitungszeit: 25 min ☺
Portionen: 2
Schwierigkeit: leicht ☺

Zutaten:

- 1 Zwiebel (weiß)
- 1 Knoblauchzehe
- 1 Dose Kichererbsen
- 5 EL Öl
- 150 g Möhren
- 400 ml Brühe
- ½ TL Kümmel
- ½ Avocado
- 3 EL Zitronensaft
- Petersilie
- Salz, Pfeffer, Zucker

Zubereitung:

Kichererbsen abgießen und gründlich abspülen. Die Möhren säubern und in kleine Stücke schneiden. Knoblauch und Zwiebel fein hacken. In heißem Öl an schwitzen und mit Salz und Kümmel nach Bedarf würzen, danach mit Brühe aufgießen und für ca. 10 Minuten zugedeckt köcheln lassen.

Die ½ Avocado schälen, in Würfel schneiden und den Zitronensaft untermischen.

Die Suppe mit dem Stabmixer fein pürieren und nach Bedarf mit den Gewürzen abschmecken.

Kartoffel-Champignon Suppe~ 217 kcal

Zubereitungszeit: **55 min** ☺
Portionen: **4**
Schwierigkeit: **leicht** ☺

Zutaten:

- 500 g Kartoffeln
- 1 Zwiebel
- 1 EL Olivenöl
- 700 ml Brühe
- 5 g Steinpilze (getrocknet)
- 125 Champignons
- 1 EL Margarine
- ½ Bund Petersilie
- 75 g Sahne
- Salz und Pfeffer

Zubereitung:

In 75 ml warmen Wasser die abgespülten Steinpilze für ca. 15 Minuten einweichen lassen. Zwiebel und Kartoffel schälen und klein schneiden und danach in einem Kochtopf mit Öl an schwitzen.

Mit Brühe ablöschen und die Steinpilze mit dem Einweichwasser dazugeben. Ca. 20 Minuten zugedeckt kochen lassen.

Die geputzten Champignons in Scheiben schneiden und für ca. 5 Minuten anbraten.

Die Suppe mit dem Mixstab fein pürieren, die Sahne untermischen und aufkochen lassen. Die gehackte Petersilie und die Champignons hinzufügen und mit Salz und Pfeffer abschmecken.

Thailändische Kokos Suppe mit Hühnchen ~ 198 kcal

Zubereitungszeit: 15 min ☺
Portionen: 4
Schwierigkeit: leicht ☺

Zutaten:

- ½ l Hühnerbrühe
- ½ Kokosmilch
- 2 Stängel Zitronengras
- 2 EL Currypaste (grün)
- 4 Limettenblätter
- 10 cm Ingwer
- 500 g Hühnerbrüste
- 100 g Pilze (Shiitake)
- 2 EL Fischsauce
- 2 EL Zucker
- 4 Frühlingszwiebel
- 2 Chilischoten
- 1 Handvoll Koriander
- ½ Saft von einer Limette
- Gemüse und Basilikum nach Bedarf

Zubereitung:

Hühnerbrühe mit Kokosmilch und Currypaste erhitzen. Ingwer in Scheiben schneiden. Zitronengras halbieren und mit dem Fleischklopfer klopfen. Limettenblätter in sehr feine Streifen schneiden. Alles in die Brühe geben und für ca. 10 Minuten kochen lassen.
Die Chilischoten halbieren und entkernen. Danach in feine Streifen schneiden. Huhn, Pilze und das gewünschte Gemüse in kleine Stücke schneiden und in die Suppe geben. Das Zitronengras vorher entfernen. Ca. 15 Minuten kochen lassen. Suppe mit Fischsoße, Zucker und dem Saft der Limette abschmecken und anrichten.

Hackfleisch-Kohl Eintopf ~ 477 kcal

Zubereitungszeit:	**15 min** ☺
Portionen:	**4**
Schwierigkeit:	**leicht** ☺

Zutaten:

- 400 g Kartoffeln
- 2 EL Sonnenblumenöl
- 400 g Hackfleisch
- 1 TL Kümmel
- 1 TL Paprikapulver (edelsüß)
- ½ Weißkohl
- 1 l Brühe
- 1 Lorbeerblatt
- ½ Bund Petersilie
- Salz und Pfeffer

Zubereitung:

Den Weißkohl waschen, halbieren und den Strunk entfernen. Danach quer in ca. 2 cm große Stücke schneiden. Die Kartoffel schälen und ebenfalls in Scheiben schneiden.

Das Hack gemeinsam mit dem Kümmel in Öl krümelig anbraten. Mit Paprikapulver, Salz und Pfeffer würzen.

Kartoffel und den Weißkohl über das Hackfleisch und mit Fleischbrühe auffüllen und das Lorbeerblatt hinzufügen. Ca. 30 Minuten zugedeckt köcheln lassen.

Im Anschluss das Lorbeerblatt entfernen und den ½ Bund gehackte Petersilie hinzufügen. Mit etwas Paprikapulver bestreuen und servieren.

Hähnchensuppe ~ 279 kcal

Zubereitungszeit: 45 min ☺
Portionen: 2
Schwierigkeit: leicht ☺

Zutaten:

- 750 g Möhren
- 150 g Kartoffeln
- 2 Zwiebeln
- 2 EL Öl
- 1 EL Gemüsebrühe
- Paprikapulver
- 150 g Hähnchenfilets

Zubereitung:

Zuerst die Möhren und Kartoffeln schälen und klein schneiden.

Nun die Zwiebel häuten und in Würfel schneiden.

Anschließend in einem Topf Öl erhitzen und die Zwiebeln, Kartoffeln und Möhren andünsten.

Ca. 1 Liter heißes Wasser in den Topf geben und die Gemüsebrühe zugeben.

Nun alles gut würzen und danach die Suppe für 25 Minuten kochen lassen.
Die Hähnchenfilets vorsichtig waschen, klein schneiden und in einer Pfanne mit heißen Öl braten.

Den Topfinhalt nach der Kochzeit pürieren und auf einem Teller anrichten. Danach die angebratenen Hähnchenfilets dazugeben.

Reissuppe ~ 312 kcal

Zubereitungszeit: 30 min ☺
Portionen: 2
Schwierigkeit: leicht ☺

Zutaten:

- 25 g Basmati-Reis
- Salz
- 1 Liter Wasser
- 150 ml Gemüsefond
- Sojasoße
- 1-2 Möhren
- 1 Paprika
- 50 g Zuckerschoten
- Koriander

Zubereitung:

Das Gemüse waschen, schälen und klein schneiden.

Den Reis laut Verpackungsangaben kochen.

Nun 1 Liter Wasser mit der Gemüsebrühe in einem Topf erhitzen und das Gemüse zugeben. Alles für ca. 25 Minuten gar kochen und anschließend den Reis zugeben.

Nochmals aufkochen lassen und mit Koriander, Salz, Pfeffer und Sojasoße abschmecken.

Kartoffel-Kichererbsen Eintopf ~ 253 kcal

Zubereitungszeit: 30 min ☺
Portionen: 4
Schwierigkeit: leicht ☺

Zutaten:

- 500 g Kartoffeln
- 1 Dose Kichererbsen
- 1 rote Chilischote
- 1 TL Paprikapulver
- Muskatnuss
- Salz
- Pfeffer
- 1 Dose stückige Tomaten
- 250 ml Gemüsebrühe

Zubereitung:

Zuerst die Kartoffeln schälen und in Würfel schneiden.

Die Kichererbsen abtropfen lassen und die Chili hacken.

Öl in eine Pfanne geben und das Paprikapulver zusammen mit dem Muskat darin rösten.

Anschließend die Chili, Kartoffeln und Kichererbsen zugeben, diese gut mit braten und mit Salz und Pfeffer würzen.

Den Inhalt der Pfanne mit Tomaten und Gemüsebrühe ablöschen und für ca. 20 Minuten köcheln lassen.

Kürbis-Linsen Suppe ~ 487 kcal

Zubereitungszeit: **30 min** ☺
Portionen: **4**
Schwierigkeit: **leicht** ☺

Zutaten:

- 1 Hokkaidokürbis
- 2 Zucchini
- 2 Zwiebeln
- 3 Knoblauchzehen
- 2 EL Öl
- 300 g Linsen
- 3 TL Gemüsebrühe
- 400 g Tomaten
- 1 Avocados
- 150 g Naturjoghurt 1,5 %

Zubereitung:

Alle Gemüsesorten waschen, schälen und klein schneiden.

Öl in einen Topf geben und die Zwiebel sowie den Knoblauch darin kurz andünsten.

Danach den Kürbis und Zucchini zugeben und mit braten.

Die Linsen abspülen und ebenfalls hinzufügen. Gemüsebrühe hinein füllen und alles würzen.
Danach für ca. 20 Minuten aufkochen lassen.

Die Tomaten waschen und halbieren, die Avocado entkernen und das Fruchtfleisch herauslösen. Dieses zum Schluss mit zugeben und bei Bedarf die Suppe pürieren.

Käse-Lauch-Suppe ~ 404 kcal

Zubereitungszeit: **60 min** ☺
Portionen: **4**
Schwierigkeit: **leicht** ☺

Zutaten:

- 400 g Rinderhackfleisch
- 1 Stange Lauch
- 500 ml Gemüsebrühe
- 150 g geriebener Käse
- 2 EL Olivenöl
- Salz
- Pfeffer
- Muskat
- 2 EL Creme freche
- 200 ml Naturjoghurt 1,5%

Zubereitung:

Den Lauch waschen und in Ringe schneiden.

Olivenöl in einem großen Topf erhitzen und die Lauchringe darin gut anbraten. Die Gemüsebrühe dazu geben und für ca. 20 Minuten kochen lassen. Anschließend mit einem Stabmixer direkt im Topf klein pürieren.

Nun die Creme freche, Salz, Pfeffer und Muskat hinzufügen, gut verrühren und ein reduzieren lassen.

Das Hackfleisch mit etwas Öl in einer Pfanne goldbraun braten und anschließend zum Lauch in den Topf dazugeben.

Zum Schluss den Käse hinein bröseln und kurz weiter köcheln lassen.

Paprika Tomaten Suppe ~ 359 kcal

Zubereitungszeit:	**45 min** ☺
Portionen:	**2**
Schwierigkeit:	**leicht** ☺

Zutaten:

- 3 rote Paprika
- 150 g Couscous
- 2 Zwiebeln
- 1 Knoblauchzehe
- 3 EL Olivenöl
- 1 Dose stückige Tomaten
- Salz
- Pfeffer

Zubereitung:

Die Zwiebel und den Knoblauch schälen und fein hacken. Die Paprika putzen und klein schneiden.

Alles in einem Topf mit etwas Olivenöl anbraten. Anschließend die Tomaten und ca. 500 ml Wasser zugeben, mit Salz und Pfeffer würzen. Für ca. 15 Minuten weiter kochen lassen.

In der Zwischenzeit den Couscous in eine Schüssel geben, Wasser aufkochen (geht auch im Wasserkocher) und darüber schütten. Für ca. 10 Minuten quellen lassen und immer wieder durch rühren um die Masse aufzulockern.

Die Masse im Topf pürieren und den Couscous zugeben. Nochmals gut vermischen und kurz ein reduzieren lassen.

Mittag & Abendessen Rezepte Vegetarisch

oder mit Fleisch & Fisch

(inkl. Kalorienangaben)

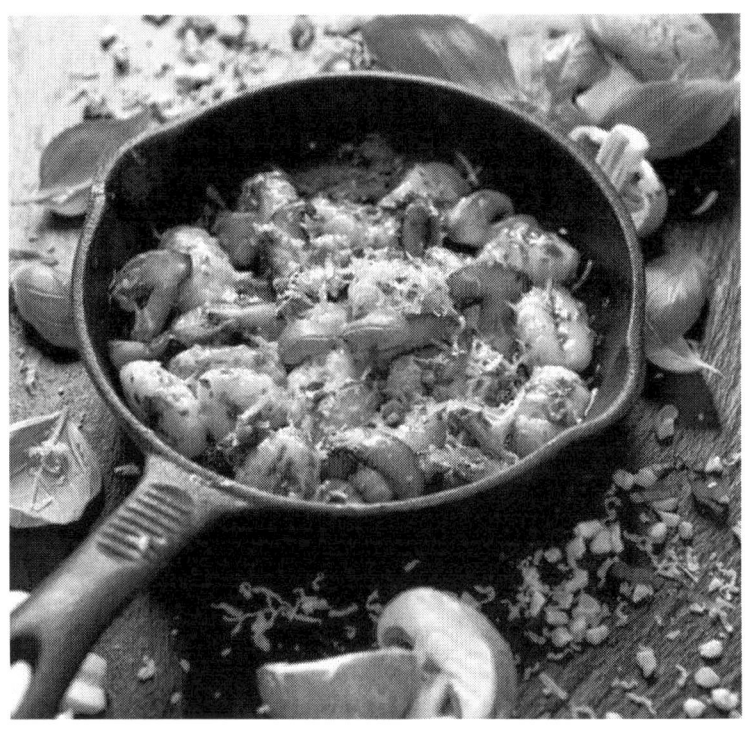

Pasta mit Spargel und Garnelen ~ 550 kcal

Zubereitungszeit: 30 min ☺
Portionen: 4
Schwierigkeit: leicht ☺

Zutaten:

- 75 g Vollkornnudeln
- Salz
- 2 TL Olivenöl
- 50 g Garnelen (geschält, vor gerart)
- 1 kleine Zwiebel
- 1 Messerspitze gehackter Knoblauch
- ¼ gelbe Paprikaschote
- 125 g grüner Spargel
- Pfeffer
- 1 EL Sauerrahm
- 1 EL Zitronensaft
- 1 EL frisch gehackte Kräuter

Zubereitung:

Den Spargel in Wasser etwa 5 Minuten garen, anschließend abtropfen lassen und den Sud aufheben. Inzwischen die Nudeln bissfest kochen. Die gehackte Zwiebel in 1 TL Öl in der Pfanne andünsten, Paprika zufügen und etwa 2 Minuten mitdünsten.

Knoblauch zugeben und kurz an schwitzen. Mit etwas Spargelsud ablöschen. Den Sauerrahm einrühren, aber nicht mehr aufkochen.

Mit Salz und Pfeffer würzen. Die abgetropften Nudeln mit Spargel, Soße und den Kräutern mischen. Das restliches Öl in einer Pfanne erhitzen. Die Garnelen darin von beiden Seiten braten, herausnehmen, leicht salzen und mit Zitronensaft beträufeln. Zum Schluss auf den Nudeln anrichten.

Buntes Ofengemüse mit Feta ~ 510 kcal

Zubereitungszeit:	**25 min** ☺
Portionen:	**4**
Schwierigkeit:	**leicht** ☺

Zutaten:

- 150 g Feta
- 200 g Zucchini
- 80 g Karotten
- 150 g Champignons
- 1 kleine Zwiebel
- 1 EL Olivenöl
- Pfeffer
- 1 EL frisch gehackte Kräuter

Zubereitung:

Den Backofen auf 180 Grad vorheizen. Feta würfeln und in eine Auflaufform geben, Zucchini waschen und putzen, Karotten schälen und beides klein schneiden. Die Champignons putzen und in Scheiben schneiden. Zwiebeln schälen und würfeln, anschließend alles zu dem Käse in die Auflaufform geben.

Das Gemüse mit Öl beträufeln und mit Pfeffer, Salz und Kräutern würzen, ca. 15 Minuten im Ofen backen.

Gefüllte Zucchini mit Rindertatar ~ 500 kcal

Zubereitungszeit: **20 min** ☺
Portionen: **2**
Schwierigkeit: **leicht** ☺

Zutaten:

- ½ Zwiebel
- 2 Champignons
- 1 Tomate
- 1 Zucchini
- 100 g Rindertatar
- 1 TL Olivenöl
- 100 ml Gemüsebrühe
- 1 Ei
- 40 g Feta

Zubereitung:

Den Backofen auf 180 Grad vorheizen. Zwiebel, Champignons und Tomate in kleine Würfel schneiden. Zucchini halbieren, Fruchtfleisch herauskratzen und ebenfalls klein schneiden.

Das Olivenöl in die Pfanne geben und das Rindertatar anbraten, anschließend die Zwiebeln, Champignons und die Tomate dazu geben und glasig dünsten.

Anschließend Ei und Feta in die Gemüse- Fleischmischung geben und unterheben. Alles mit Salz und Pfeffer würzen. Petersilie dazugeben.

Die Zucchinihälften in eine Auflaufform setzen und die restlichen 50 ml Gemüsebrühe dazu gießen. Für ca. 50 Minuten im Ofen backen.

Spaghetti mit Shrimps ~ 420 kcal

Zubereitungszeit:	**20 min** ☺
Portionen:	**2**
Schwierigkeit:	**leicht** ☺

Zutaten:

- 50 g Vollkornspaghetti
- Salz
- 200 g Shrimps in Lake
- 250 g Kirschtomaten
- 125 g Rucola
- 1 Knoblauchzehe
- 50 g Parmesan
- 3 EL Olivenöl
- getrockneter Oregano

Zubereitung:

Spaghetti in kochendem Salzwasser bissfest garen und anschließend abtropfen lassen.

In der Zwischenzeit die Shrimps in ein Sieb abgießen, kalt abspülen und abtropfen lassen. Die Kirschtomaten waschen und halbieren. Den Rucola verlesen, waschen und trocken schleudern. Grobe Stiele entfernen und die Blätter grob schneiden.

Den Knoblauch schälen und fein hacken, anschließend den Parmesan fein reiben.

Das Öl in einer beschichteten Pfanne bei mittlerer Hitze heiß werden lassen und den Knoblauch kurz darin an schwitzen. Die Shrimps und die Tomaten zugeben und ca. 2 Min. anbraten.

Die abgetropften Spaghetti unterrühren und mit Oregano und Salz abschmecken. Zuletzt den Rucola unterheben.

Die Spaghetti portionsweise anrichten und mit dem Parmesan bestreut servieren.

Pesto-Hühnchen mit Ofengemüse ~ 480 kcal

Zubereitungszeit:	**30 min** ☺
Portionen:	**2**
Schwierigkeit:	**leicht** ☺

Zutaten:

- 400 g Hähnchenbrust
- 4 EL Tomatenpesto
- 1 Mozzarella
- 1 Paprika rot
- 1 Tomate
- 1 Lauchzwiebel
- Salz und Pfeffer

Zubereitung:

Gemüse kleinhacken und in einer kleinen Schüssel auf das Backblech stellen oder in eine Auflaufform füllen. Das Gemüse mit Salz und Pfeffer würzen.

Hähnchenbrust kurz unter kaltem Wasser abwaschen und trocken tupfen. Vorsichtig mit einem scharfen Messer gefächert einschneiden.

Jede Brust mit etwa 2 EL Tomatenpesto einreiben. Anschließend den frischen Mozzarella in Scheiben schneiden und in die Fächer der Hähnchenbrust füllen. Mit Salz und Pfeffer würzen.

Die Hähnchenbrust entweder neben die Schüssel mit dem Gemüse auf das Backblech legen oder in die Auflaufform direkt auf das Gemüse legen.

Im Ofen auf 180 Grad für etwa 25 Minuten backen.

Putenfrikasee mit Quinoa ~ 520 kcal

Zubereitungszeit: **25 min** ☺
Portionen: **2**
Schwierigkeit: **leicht** ☺

Zutaten:

- 50 g Quinoa
- 200 g braune Champignons
- 1 kleine Zwiebel
- 150 g Putenfleisch
- 2 TL Öl
- Pfeffer
- Salz
- 50 ml Sojakochcreme

Zubereitung:

Quinoa mit Wasser abspülen und nach Packungsanleitung zubereiten. Die Champignons putzen und vierteln, Zwiebel schälen und in Würfel schneiden.

Das Fleisch mit Küchenpapier abtupfen und in Streifen schneiden.
1 TL Öl in der Pfanne erhitzen und das Putenfleisch anbraten, mit Salz und Pfeffer würzen. Danach das Fleisch herausnehmen und die Hitze reduzieren.
Die Zwiebel anbraten und ebenfalls herausnehmen. Nun die Champignons darin dünsten bis die Flüssigkeit verdampft ist, pfeffern und mit der Soja Kochcreme ablöschen.

Putenfleisch und die Zwiebeln wieder dazu geben und köcheln lassen. Quinoa auf einen Teller geben und mit dem Putenfrikassee anrichten.

Spinat Fritatta ~ 450 kcal

Zubereitungszeit: **25 min** ☺
Portionen: **4**
Schwierigkeit: **leicht** ☺

Zutaten:

- 400 g Tiefkühlspinat
- 1 Zwiebel
- 1 Knoblauchzehe
- 6 Eier
- 50 g Parmesan
- Salz
- Pfeffer
- 3 EL Olivenöl
- 2 EL gehackte Mandeln

Zubereitung:

Den Blattspinat auftauen lassen, Zwiebel und Knoblauchzehe schälen und würfeln. Spinat ausdrücken und grob hacken. Eier und Parmesan in eine Schüssel geben und verquirlen, anschließend mit Salz und Pfeffer würzen.

1/3 des Olivenöls in der Pfanne erhitzen, Zwiebeln und Knoblauch dazu geben und anbraten, Spinat zugeben und ca. 4 Minuten mit garen, mit Salz und Pfeffer würzen.

2/3 des Olivenöl und die gehackten Mandeln in einer Auflaufform verteilen. Den Spinat und Eiermaßen ebenfalls zugeben und ca. 30 Minuten bei 180 Grad backen.

Kartoffel Spitzkohl Auflauf ~ 550 kcal

Zubereitungszeit:	**35 min** ☺
Portionen:	**2**
Schwierigkeit:	**leicht** ☺

Zutaten:

- 225 g Kartoffeln
- 200 g Spitzkohl
- 1 EL Olivenöl
- 35 g Cashewkerne
- 85 ml Wasser
- 1 EL Senf
- 1 EL Nussmischung
- Salz

Zubereitung:

Die Kartoffeln kochen, abgießen, kurz abkühlen lassen, pellen und in Scheiben schneiden.

Die äußeren Blätter und den Strunk des Spitzkohls entfernen und in feine Scheiben schneiden, anschließend waschen.

2/3 des Olivenöls in einer Pfanne erhitzen und die Spitzkohlstreifen darin andünsten.

Eine große Auflaufform mit dem restlichen Olivenöl aus pinseln. Die Cashewkerne mit Wasser und Senf im Mixer pürieren und zu den Kartoffeln und Spitzkohlstreifen geben.

Mit der Nussmischung bestreuen und Auflaufform im Ofen bei 180 Grad für 30 Minuten garen.

Chilli Brechbohnen Fusilli ~ 550 kcal

Zubereitungszeit: 30 min ☺
Portionen: 2
Schwierigkeit: leicht ☺

Zutaten:

- 150 g Brechbohnen
- 1 Knoblauchzehe
- 2 eingelegte getrocknete Tomaten
- 100 ml Gemüsebrühe
- 125 g Fussili
- 1 Frühlingszwiebel
- 15 g Parmesan
- Salz
- Pfeffer

Zubereitung:

Die Bohnen waschen, putzen und in ca 2 cm lange Stücke schneiden. Den Knoblauch schälen und durch eine Presse in eine Pfanne pressen.

Die Pfanne erhitzen, Bohnen, Tomaten hinzufügen und kurz anbraten, mit der Gemüsebrühe ablöschen und die Bohnen gar kochen.

Währenddessen die Fusilli in Salzwasser garen. Kurz vor Ende der Garzeit die in Röllchen geschnittenen Frühlingszwiebeln zum Gemüse geben, Fusilli mit dem Gemüse mischen und mit den Pinienkernen und dem Parmesan bestreuen.

Spaghetti Bolognese mit Ziegenfrischkäse ~ 540 kcal

Zubereitungszeit:	**30 min** ☺
Portionen:	**2**
Schwierigkeit:	**leicht** ☺

Zutaten:

- 1 Zwiebel
- 1 Knoblauchzehe
- Oregano und Thymian
- ¼ EL Olivenöl
- 125 g Rindertatar
- 1 Dose passierte Tomaten
- 20 g schwarze Oliven
- Salz
- Pfeffer
- 100 g Spaghetti
- 25 g Ziegenfrischkäse

Zubereitung:

Die Zwiebeln und den Knoblauch schälen und beides fein würfeln. Kräuter waschen, trocken schütteln und die Blättchen grob hacken (oder evtl. Gewürzmischung nutzen).

Öl in einer großen Pfanne erhitzen, das Rindertatar darin krümelig anbraten. Die Zwiebeln und den Knoblauch kurz mit braten. Die Tomaten, Oliven, und die Hälfte der Kräuter unterrühren. Offen bei mittlerer Hitze ca. 15 Minuten köcheln.

3–4 Liter Salzwasser (1 TL Salz pro Liter) aufkochen. Die Nudeln im kochenden Salzwasser nach Packungsanweisung bissfest garen.

Hacksoße mit Salz, Pfeffer und Zucker abschmecken. Nudeln abgießen, kurz abtropfen lassen und wieder in den Topf geben. Die Hacksoße untermischen.

Auf Tellern anrichten und den Frischkäse in Stückchen darauf verteilen. Mit dem Rest Kräutern bestreuen.

Zuccininudeln mit Garnelen und Pesto ~ 540 kcal

Zubereitungszeit:	**35 min** ☺
Portionen:	**2**
Schwierigkeit:	**leicht** ☺

Zutaten:

- 200 g Garnelen geschält und gegart
- 300 g Zucchini
- ½ gelbe Paprika
- 100 g kleine Cocktailtomaten
- 1 Knoblauchzehe
- 15 g Basilikum
- 1 EL Olivenöl
- 15 g Pinienkerne
- Pfeffer
- Salz

Zubereitung:

Die Garnelen auftauen lassen, Zucchini waschen und mit einem Sparschäler zu Gemüsenudeln verarbeiten.

Paprika und Tomaten waschen und putzen. Die Paprika würfeln und die Tomaten halbieren.

Für das Pesto:

den Knoblauch schälen, mit Basilikum, Öl, Pinienkernen, Pfeffer und Salz im Standmixer oder mit Pürierstab mixen.

Eine beschichtete Pfanne erhitzen und die Paprikastücke anbraten, anschließend die Zucchini Nudeln hinzufügen und kurz anbraten. Die Hälfte des Pesto in die Pfanne geben und alles gut vermengen.

Nun die Garnelen hinzufügen und weiter-braten. Das restliche Pesto unterrühren und die halbierten Tomaten hinzugeben.

Abschmecken und anschließend auf einen Teller zum Verzehr geben.

Salat mit Avocado und Mozzarella ~ 550 kcal

Zubereitungszeit:	**15 min** ☺
Portionen:	**1**
Schwierigkeit:	**leicht** ☺

Zutaten:

- 60 g Avocado
- 50 g Tomaten
- 40 g Mozzarella
- 30 g gemischter Salat
- 2 EL Olivenöl
- Salz
- Pfeffer

Zubereitung:

Die Salatblätter waschen und gut abtropfen lassen, dann in Stücke zupfen und in eine Schüssel geben.

Tomaten waschen und in Scheiben schneiden, Mozzarella in Scheiben schneiden, Basilikum waschen und trocken schütteln, dann die Blätter abzupfen.

Avocado halbieren und den Kern entfernen. Das Avocado Fruchtfleisch aus der Schale lösen und in Streifen schneiden. Danach Avocado, Tomaten, Mozzarella und Basilikum zum Salat in die Schüssel geben. Alles mit Olivenöl beträufeln und die Salat Bowl mit Salz und Pfeffer würzen.

Vollkorn Spinat Lasagne ~ 530 kcal

Zubereitungszeit: **60 min** ☺
Portionen: **2**
Schwierigkeit: **leicht** ☺

Zutaten:

- 150 g TK Spinat
- 50 g Milch (1,5 % Fett)
- 75 g Magerquark
- 30 g Sahne
- 30 g geriebener Gouda
- 1 TL Olivenöl
- 50 g Vollkorn Lasagne Blätter
- Muskat
- Salz
- Pfeffer

Zubereitung:

Den Spinat und 20 g Milch in einen Topf geben und auftauen lassen. Magerquark mit der restlichen Milch, 3/4 vom Käse (der Rest Käse kommt auf die oberste Schicht), Salz, Pfeffer, und Muskat zu einer Creme verrühren.

Den Backofen auf 200 Grad vorheizen und die Auflaufform einfetten. Anschließend die Spinatcreme auf dem Boden verteilen, eine Lage Lasagne darauf legen und mit der Quarkcreme bestreichen, etwas Spinat dazu geben und darauf wieder Vollkorn Lasagne Blätter, bis die Zutaten aufgebraucht sind.

Am Ende den Rest Käse darüber verteilen und ca. 40 Minuten backen.

Rinderhüftsteak mit grünen Bohnen ~ 470 kcal

Zubereitungszeit: **30 min** ☺
Portionen: **2**
Schwierigkeit: **leicht** ☺

Zutaten:

- 200 g grüne Bohnen
- 200 g Rinderhüftsteak
- 2 kleine Zwiebeln
- 2 TL Olivenöl
- Salz
- Pfeffer

Zubereitung:

Die Bohnen in Salzwasser 10 Minuten kochen. In der Zwischenzeit die Zwiebeln schälen und in grobe Stücke schneiden. Bohnen abgießen und abschrecken.

Öl in der Pfanne erhitzen, Zwiebeln und Bohnen anbraten und die Bohnen ca. 15 Minuten schmoren lassen. Mit Pfeffer und Salz abschmecken.

Das Steak von beiden Seiten anbraten bis es gar ist. Zusammen mit den Bohnen servieren.

Lachs mit Blumenkohlpüree~ 450 kcal

Zubereitungszeit: **45 min** ☺
Portionen: **2**
Schwierigkeit: **leicht** ☺

Zutaten:

- 300 g Blumenkohl
- ½ rote Peperoni
- 25 ml Gemüsebrühe
- 25 ml Schlagsahne
- ½ TL gemahlener Kreuzkümmel
- 15 g geschälte Sesamsaat
- 150 g Lachsfilet
- 1 Limette
- 2 Stiele Koriandergrün

Zubereitung:

Den Blumenkohl in Röschen teilen. Peperoni entkernen und ein Stück davon fein hacken, den Rest der Peperoni in Streifen schneiden. Den Blumenkohl, die gehackte Peperoni, Brühe und Sahne aufkochen.
Mit Salz und die Hälfte des Kreuzkümmel würzen. Zugedeckt bei milder Hitze für 20 Minuten kochen.

Sesam in einer Pfanne ohne Fett goldbraun rösten und abkühlen lassen. Ein Backblech im Backofen bei 100 Grad vorheizen. Den Lachs mit Pfeffer würzen und im Sesamsalz wenden. Anschließend in der Pfanne rundum anbraten und auf dem Blech für ca. 7 Minuten fertig garen.

Die Blätter des Koriander und die Peperoni Streifen in die Pfanne geben. Blumenkohl abgießen und die Flüssigkeit auffangen.
Danach den Blumenkohl fein pürieren. Flüssigkeit bis zur gewünschten Konsistenz zugeben.

Von ½ Limette den Saft auspressen, die restliche Limette in Spalten schneiden. Püree mit Salz, Limettensaft und Kreuzkümmel abschmecken. Mit Lachs, Butter, Limetten und dem restlichen Koriander servieren.

Kichererbsenpfanne mit Tomaten~ 450 kcal

Zubereitungszeit: 35 min ☺
Portionen: 2
Schwierigkeit: leicht ☺

Zutaten:

- 250 g Kichererbsen aus der Dose
- 4 Tomaten
- 1 TL Tomatenmark
- 1 Schalotte
- 1 Knoblauchzehe
- 1 TL Olivenöl
- 50 ml Gemüsebrühe
- 1 TL Petersilie gehackt

Zubereitung:

Kichererbsen in einem Sieb mit kaltem Wasser abspülen, Schalotte und Knoblauch schälen und fein würfeln. Den grünen Stielansatz der Tomaten entfernen und ebenfalls fein würfeln.

Öl in einer Pfanne erhitzen. Die Schalotten und Knoblauchwürfel darin 2 Minuten dünsten. Kichererbsen, Tomaten, Tomatenmark und Gemüsebrühe hinzugeben.

Nach Geschmack mit Salz, Pfeffer, Kreuzkümmel, frisch gehackter Petersilie und Paprikapulver würzen. Im geschlossenen Deckel 15 Minuten bei mittlerer Hitze köcheln lassen. Bei Bedarf noch etwas Flüssigkeit hinzugeben.

Kartoffel-Schnitzel Lasagne ~ 483 kcal

Zubereitungszeit:	**45 min** ☺
Portionen:	**2**
Schwierigkeit:	**leicht** ☺

Zutaten:

- 600 g Kartoffeln
- 1 Paprika
- 1/4 l Gemüsebrühe
- Muskatnuss
- 50 g geriebener Käse
- Petersilie
- 300 g tiefgefrorener Spinat
- 4 Putenschnitzel
- Salz
- Pfeffer
- 40 g Halbfettbutter
- 50 g Mehl
- 1/4 l Milch

Zubereitung:

Die Kartoffeln 20 Minuten kochen, mit Schale und erst nach dem Kochen pellen. In dieser Zeit die Paprika klein schneiden und den Spinat ausdrücken.

Das Fleisch klein schneiden und in einer Pfanne mit Öl braten. Danach herausnehmen und Mehl in der Pfanne an schwitzen.

Unter ständigem Rühren in der Pfanne Milch und Gemüsebrühe aufgießen und aufkochen lassen. Mit den Gewürzen abschmecken.

Die Kartoffeln in Dünne Scheiben schneiden. Eine Auflaufform zur Hand nehmen und dort abwechselnd Soße Kartoffeln, Paprika, Spinat und Fleisch schichten.

Danach Käse drüber geben und im Ofen bei 175 Grad 40 Minuten backen.

Tomaten Spaghetti ~ 296 kcal

Zubereitungszeit: **15 min** ☺
Portionen: **1**
Schwierigkeit: **leicht** ☺

Zutaten:

- 80 g Vollkornspaghetti
- 180 g Tomaten
- 1 EL Pesto aus dem Glas
- 3-4 Blätter Basilikum

Zubereitung:

Die Tomaten waschen und würfeln. Das Basilikum klein hacken.

Vollkornnudeln in einem Topf mit Salzwasser kochen und währenddessen in einer Pfanne die Tomaten leicht anbraten.

Das Pesto zugeben und aufkochen.

Wenn die Nudeln gar sind, in ein Sieb ab schütten und anschließend auf einem Teller anrichten. Das Tomaten Pesto darüber geben.

Basilikum darüber verteilen und servieren.

Gemüse-Reis Cannelloni ~ 378 kcal

Zubereitungszeit: **30 min** ☺
Portionen: **4**
Schwierigkeit: **leicht** ☺

Zutaten:

- 30 g Reis
- 250 g grüne Bohnen
- 1 Zwiebel
- 100 g Pilze
- Paprika
- 1 TL Olivenöl
- 1/4 l Gemüsebrühe
- Curry
- Salz
- Cayennepfeffer
- Käse gerieben

Zubereitung:

Den Reis in einem Topf mit Wasser für 30 Minuten bei schwacher Hitze köcheln lassen.

In dieser Zeit die Bohnen waschen und klein schneiden.

Die Zwiebel schälen und in Würfel schneiden, die Pilze ebenfalls zerkleinern. Die Paprika entkernen und klein schneiden.

Öl in einer beschichtete Pfanne erhitzen und die Zwiebel, Pilze und Paprika zum Anbraten hineingeben.

Nach dem ersten Anbraten die Bohnen zugeben und die Brühe aufgießen. Alles für ca. 12-15 Minuten köcheln lassen.

Den Reis unter das Gemüse heben, und die Mischung gut würzen.

Nun eine Auflaufform zu Hand nehmen und die Mischung darin verteilen.

Mit Käse bestreuen und die Auflaufform für 15 Minuten bei 160 Grad in den Ofen schieben.

Rinderrouladen ~ 199 kcal

Zubereitungszeit:	120 min ☹
Portionen:	2
Schwierigkeit:	leicht ☺

Zutaten:

- 2 Zwiebeln (gewürfelt)
- 4 kleine Gewürzgurken
- 2 Rinderrouladen
- Salz
- Pfeffer
- 2 TL Senf
- 2 Scheiben Speck
- 1 EL Öl
- Lorbeerblatt

Zubereitung:

Die Rouladen auslegen und bei Bedarf mit dem Fleischklopfer dünn klopfen.

Die Rouladen mit Senf bestreichen, saure Gurken, Speck und Zwiebel darauf verteilen.

In eine Pfanne heißes Öl geben und die Rouladen von allen Seiten anbraten.

Mit 750 ml Wasser auffüllen. Ein Lorbeerblatt für den Geschmack zugeben.

Die Rouladen müssen für ca. 2 köcheln.

Tipp: Dazu schmecken Kartoffeln oder Klöße mit Rotkohl.

Gefüllte Puten-Paprika ~ 127 kcal

Zubereitungszeit: 30 min ☺
Portionen: 2
Schwierigkeit: leicht ☺

Zutaten:

- 2 Putenschnitzel
- 1/2 Beutel Sauerkraut
- Petersilie
- 4 EL Naturjoghurt 1,5%
- 1/2 TL scharfer Senf
- 1 Paprika
- Paprikapulver

Zubereitung:

Das Sauerkraut in ein Sieb geben und die Flüssigkeit abtropfen lassen.

Danach das Fleisch in Würfel schneiden und die Petersilie nach dem waschen klein hacken.

In einer Schüssel den Naturjoghurt mit Senf, Salz und Pfeffer mischen.

Die Paprika klein schneiden und in einer Pfanne mit heißem Öl anbraten. Nun die Putenwürfel mit in die Pfanne geben und gut mit braten.

Jetzt noch das Sauerkraut zugeben und mit dem Dressing bedecken.

Alles leicht für ca. 15 Minuten köcheln lassen bis die Putenstücken gar sind.

Gebackene Kartoffelpuffer ~ 454 kcal

Zubereitungszeit: 30 min ☺
Portionen: 2
Schwierigkeit: leicht ☺

Zutaten:

- 2 kg Kartoffeln
- 2 Eier
- 1 Zwiebel
- 1 Becher Sauerrahm
- 200 g Kochschinken
- 3 EL Dinkelmehl
- n.B. Käse gerieben

Zubereitung:

Die Kartoffeln und die Zwiebel schälen und anschließend die Kartoffeln fein raspeln in eine Schüssel.

Danach Dinkelmehl, Sauerrahm, Eier und Gewürze dazu geben, gut miteinander vermengen.

Den Schinken klein schneiden und zugeben.

Den Teig aufteilen und auf zwei Backbleche mit Backpapier verteilen.

Zum Schluss mit etwas Käse belegen und bei 190 Grad im Ofen backen bis die gewünschte Bräune erreicht ist.

Gemüseauflauf ~ 127 kcal

Zubereitungszeit:	**30 min** ☺
Portionen:	**2**
Schwierigkeit:	**leicht** ☺

Zutaten:

- 250 g Magerquark
- 1 Ei
- 1 Zucchini
- 1 Paprika
- 1 kleine Zwiebel
- Schnittlauch
- Petersilie
- Salz
- Pfeffer

Zubereitung:

Den Ofen auf 180 Grad vorheizen.

Die Zucchini schälen, die Paprika waschen und beides klein schneiden. Anschließend die Zwiebel würfeln. Die Petersilie und den Schnittlauch hacken.

Das Ei in eine Schüssel aufschlagen und das Gemüse, sowie die Zwiebel und den Magerquark hinzugeben.

Die Kräuter und die Gewürze darüber streuen und alles gut miteinander vermengen.

Die Masse in eine Auflaufform geben und für ca. 20 Minuten im Ofen backen.

Indischer Bulgur ~ 406 kcal

Zubereitungszeit: **30 min** ☺
Portionen: **2**
Schwierigkeit: **leicht** ☺

Zutaten:

- 100 g Bulgur
- Salz
- 10 g Rosinen
- 1 TL Kurkuma
- 100 g Pilze
- 1 Lauchzwiebel
- 1 TL Mandelstifte
- 1 TL Sesamöl
- 1 Banane
- 1-2 TL Spekulatius-Gewürz
- Cayennepfeffer
- 300g Chicorée
- 1 EL Essig

Zubereitung:

Den Bulgur in einem Topf mit 150 ml Wasser und Salz aufkochen lassen für ca. 10 Minuten.

Danach die Rosinen und das Kurkuma mit in den Topf geben und anschließend für weitere 10 Minuten quellen lassen. Den Topf vom Herd nehmen und den Bulgur mit einem großen Löffeln zum Auflockern durchrühren.

Die Pilze waschen und in Scheiben oder Stücke schneiden. Die Lauchzwiebel zu Ringen schneiden.

Etwas Sesamöl in eine Pfanne geben und die Pilze sowie die Mandelstifte und die geschnittene Lauchzwiebel hinzugeben.

In der Zwischenzeit die Banane schälen und in Scheiben schneiden.

Die Bananenscheiben und den Bulgur nun mit in die Panne geben. Die Mischung gut unterheben und mit den Gewürzen abschmecken.

Zum Schluss den Chicorée putzen und klein schneiden.

In eine Schüssel geben, mit Essig und Öl würzen und mit dem Pfanneninhalt anrichten.

Blumenkohl Püree ~ 359 kcal

Zubereitungszeit: **30 min** ☺
Portionen: **2**
Schwierigkeit: **leicht** ☺

Zutaten:

- 1 kg Blumenkohl
- 3 EL Margarine
- 2 TL Gemüsebrühe
- Muskat
- Salz
- Pfeffer
- 50 g Parmesan

Zubereitung:

Es kann TK Blumenkohl oder ein frischer Kopf Blumenkohl verwendet werden.

Bei dem frischen Blumenkohl bedarf es etwas mehr Vorbereitungszeit. Diesen zuerst vom Strunk trennen, die Röschen abtrennen, diese waschen und klein schneiden.

Den Blumenkohl (TK oder frisch) in einen großen Topf mit viel Wasser geben, etwas Salz hinzufügen und für ca. 20 Minuten kochen.

Nun den Blumenkohl in ein Sieb abgießen und einen Teil der Kochflüssigkeit auffangen. In diese nun die Gemüsebrühe geben.

Den Blumenkohl in eine Schüssel geben und Margarine sowie den geriebenen Parmesan dazugeben und pürieren.
Anschließend mit den Gewürzen abschmecken und nochmals gut vermengen.

Vegetarische Bratlinge ~ 389 kcal

Zubereitungszeit: 30 min ☺
Portionen: 2
Schwierigkeit: leicht ☺

Zutaten:

- 250 g Blumenkohl
- 100 g Haferflocken
- Ei
- 25 g Sesam
- 50 g Magerquark
- 100 g geriebener Käse
- Zwiebel
- ½ TL Gemüsebrühepulver
- Salz
- Pfeffer
- Muskat
- Semmelbrösel
- Öl

Zubereitung:

Zuerst den Blumenkohl putzen und dann raspeln oder sehr fein schneiden.
Diesen dann in einer Schüssel mit Haferflocken, Käse, Sesam und dem Ei vermengen.

Danach die Zwiebel in Würfeln und den Quark unterheben.

Die Masse darf nicht mehr feucht sein. Ansonsten mit Semmelbrösel andicken. Danach 20 Minuten ziehen lassen.
Anschließend gut würzen und kleine Frikadellen formen und in einer Pfanne mit heißem Öl von beiden Seiten braten.

Bolognese mit Blumenkohl ~ 239 kcal

Zubereitungszeit: 30 min ☺
Portionen: 2
Schwierigkeit: leicht ☺

Zutaten:

- 250 g Blumenkohl
- 150 g Putenhackfleisch
- 2 Tomaten
- 1 Zwiebel
- 1 TL Butter
- 1 TL Gemüsebrühe
- 1 Knoblauchzehe
- 1 TL Paprikapulver
- Salz
- Pfeffer
- Oregano

Zubereitung:

Den Blumenkohl waschen, sehr fein schneiden und in Salzwasser kochen.

Die Zwiebeln würfeln, Tomaten waschen und schneiden. Anschließend in eine Pfanne geben und mit Butter anbraten.

Die Knoblauchzehe schälen, klein schneiden und zugeben.

Danach das Fleisch unterheben und gar braten.

Ordentlich würzen und mit Gemüsebrühe und Wasser aufgießen.

Alles für ca. 15 Minuten ein köcheln lassen.

Ratatouille ~ 39 kcal

Zubereitungszeit:	**30 min** ☺
Portionen:	**2**
Schwierigkeit:	**leicht** ☺

Zutaten:

- 1/2 Hokkaidokürbis (à ca. 500 g)
- 2 Paprikaschoten (rot und gelb)
- 3 Schalotten
- 2 EL Öl
- 4 EL heller Balsamico-Essig
- 1 Dose (à 425 ml) Kirschtomaten
- 1 Sternanis
- Salz, Pfeffer, Zucker
- 2 Stiel/e Thymian und Oregano

Zubereitung:

Kürbis und Paprika putzen und waschen. Gemüse in kleine Stücke schneiden. Schalotten schälen und fein würfeln.

Öl in einem großen Topf erhitzen, die Schalotten darin ca. 1 Minute anbraten. Kürbis und Paprika zugeben. Unter ständigem Rühren für ca. 5 Minuten weiter braten.

Mit Esslg ablöschen. Die Tomaten mit Saft, Anis und 100 ml Wasser dazugeben. Aufkochen, mit Salz, Pfeffer und Zucker würzen.

Nun für 15–20 Minuten zugedeckt bei schwacher bis mittlere Hitze köcheln.

Kräuter waschen, trocken schütteln und die Blätter abzupfen. In das Ratatouille rühren, mit Salz und Pfeffer abschmecken.

Vegetarisches Schnitzel ~ 142 kcal

Zubereitungszeit: 20 min ☺
Portionen: 2
Schwierigkeit: leicht ☺

Zutaten:

- 500 g Blumenkohl
- 2 Eier
- 150 g Geriebener Käse
- 1 TL Dinkelmehl
- Öl
- Salz

Zubereitung:

Den Blumenkohl waschen und die Röschen vom Kopf lösen. Bei TK Blumenkohl direkt in einen Topf mit heißem Wasser geben und ca. 15 Minuten weich kochen.

Anschließend den garen Blumenkohl in einen Mixer geben und fein pürieren. Das Dinkelmehl und die Eier hinzugeben und unterheben.

Die Masse aufschlagen und danach mit Salz würzen.

Jetzt den geriebenen Käse zugeben und die Masse portionsweise in einer Pfanne mit Öl von beiden Seiten braten.

Pizza ohne Teig~ 589 kcal

Zubereitungszeit:	**45 min** ☺
Portionen:	**2**
Schwierigkeit:	**leicht** ☺

Zutaten:

- 200 g Zucchini
- 150 g Blumenkohl
- 100 g geriebener Käse
- 2 EL Dinkelmehl
- 1 Dose Tomaten
- 2 Eier
- Knoblauch
- Oregano

Zubereitung:

Die Zucchini schälen, halbieren und in eine Schüssel reiben. Dann die Röschen des Blumenkohls vom Kopf trennen und gut waschen.
Diese in heißem Wasser für ca. 15 Minuten weichkochen. Anschließend den Blumenkohl in die Schüssel, zu der geriebenen Zucchini, geben und beides gut miteinander vermischen.

Die Eier und das Mehl unterheben. Mit Salz, Pfeffer und Knoblauch abschmecken.

Den Ofen auf 250 Grad vorheizen und auf ein Backblech Backpapier auslegen. Den Teig ausrollen oder in eine runde Form geben. Danach 1 Stunde im Ofen backcn.

In einer Pfanne die Tomaten mit Salz, Pfeffer und Oregano würzen und erhitzen.
Tomatensoße dann auf den Boden geben. Jetzt mit den gewünschten Zutaten belegen und entsprechend nochmals 15 Minuten backen.

Gemüsepasta ~ 289 kcal

Zubereitungszeit:	**30 min** ☺
Portionen:	**2**
Schwierigkeit:	**leicht** ☺

Zutaten:

- 300 g tiefgefrorene Erbsen
- 500 g Möhren
- 1 Zwiebel
- 1 Knoblauchzehe
- 1 EL Öl
- Salz
- 3 EL Joghurt
- Pfeffer
- Chilischoten

Zubereitung:

Die Erbsen in eine Schüssel geben. Möhren, Zwiebel und die Knoblauchzehe schälen und klein schneiden.

Danach Öl in einer Pfanne erhitzen. Die Zwiebel und den Knoblauch darin anbraten und nach ca. 5 Minuten die Erbsen zugeben.

Die Möhren in einem Topf mit heißen Wasser garen bis sie weich sind. Die Erbsenmischung mit dem Joghurt und den angegeben Gewürzen vermischen und pürieren.

Danach die gekochten Möhren zugeben und nochmals pürieren. Alles abschmecken und mit Nudeln servieren.

Asia Hähnchen Topf ~ 396 kcal

Zubereitungszeit:	**45 min** ☺
Portionen:	**4**
Schwierigkeit:	**leicht** ☺

Zutaten:

- 500 g Hähnchenfilets
- Zwiebel
- 1/2 Stiel Zitronengras
- 1 Stück Ingwer
- Chilischote
- 1 Lorbeerblatt
- Pfeffer
- Salz
- 1 Paprika
- 300 g Weißkohl
- 1/2 Bund Koriander
- 1 Dose Bambussprossen in Scheiben
- 50 g Sojasprossen

Zubereitung:

Das Zitronengras flachklopfen und die Zwiebel schälen.

Einmal aufschneiden und mit der Schnittfläche nach unten in die heiße Pfanne legen. Das Fleisch abspülen und klein schneiden.

Die Hähnchenfilets in einem Topf mit 1,5 Liter Wasser aufkochen und mit Ingwer, Zitronengras, Pfeffer, Chili, Zwiebel und Salz abschmecken.

Nun die Paprika klein schneiden und die Suppe 30 Minuten kochen lassen. Den Weißkohl waschen, klein schneiden und mit in den Topf geben.

Für weitere 15 Minuten köcheln lassen.

Wenn alles gar ist mit Soja- und Bambussprossen anrichten.

Blumenkohl Kroketten ~ 136 kcal

Zubereitungszeit:	**30 min** ☺
Portionen:	**4**
Schwierigkeit:	**leicht** ☺

Zutaten:

- 300 g Blumenkohl
- 50 g Dinkelmehl
- 1 Ei
- Salz
- Muskat
- Pfeffer
- Kräuter

Zubereitung:

Den Blumenkohl waschen, sehr fein schneiden und in Salzwasser kochen.

Anschließend das heiße Wasser ab schütten und den gekochten Blumenkohl in eine Schüssel geben. Das Mehl und das Ei dazugeben und unterrühren.

Mit Salz, Pfeffer, Muskat und Kräutern würzen und nochmals gut vermengen.

Die Blumenkohl Masse in einen Gefrierbeutel geben und die Spitze vorne abschneiden.

Ein Backblech mit Backpapier auslegen und die Kroketten vorsichtig aus dem Beutel heraus drücken.

Im Backofen bei 180 Grad für ca. 25 Minuten goldbraun backen.

Lauch-Schinken Auflauf ~ 358 kcal

Zubereitungszeit: 30 min ☺
Portionen: 2
Schwierigkeit: leicht ☺

Zutaten:

- 2 Lauchzwiebeln
- Chicorée (à ca. 150 g)
- 2 EL Öl
- Salz
- 100 g Schinkenwürfel
- 500 g stückige Tomaten
- Pfeffer
- 100 g Käse
- 100 g Hüttenkäse

Zubereitung:

Die Lauchzwiebeln und den Chicoree waschen und danach klein schneiden. Nun eine Pfanne zur Hand nehmen und Öl darin erhitzen, um den Chicorée anzubraten.

Schinkenwürfel und Zwiebeln mit in die Pfanne geben und mit braten. Danach alles gut würzen. Die Tomaten mit zu geben und aufkochen lassen.

Den Backofen auf 200 Grad einstellen und den Pfanneninhalt in eine Auflaufform geben.

Alles gut würzen und Käse darüber geben.

Nun den Hüttenkäse zerbröselt zugeben und alles für 20 Minuten backen.

Garnelenpfanne ~ 270 kcal

Zubereitungszeit:	30 min ☺
Portionen:	2
Schwierigkeit:	leicht ☺

Zutaten:

- 400 g tiefgefrorene Garnelen
- 300 g Tomaten
- 1 Knoblauchzehe
- 3 Chili
- 1 Bund Petersilie
- Zucchini
- 1 Bund Lauchzwiebeln
- 1 EL Olivenöl

Zubereitung:

Die Garnelen abspülen und auftauen lassen.

Währenddessen die Tomaten, Lauchzwiebeln und den Knoblauch klein schneiden. Die Chili ebenfalls klein schneiden.

Die Garnelen würzen und in einer Pfanne mit heißem Öl braten.

Die anderen Zutaten zugeben und alles scharf braten.

Danach mit Petersilie und anderen Gewürzen abschmecken.

Blattspinat-Ricotta Knödel ~ 514 kcal

Zubereitungszeit: 30 min ☺
Portionen: 6
Schwierigkeit: leicht ☺

Zutaten:

- 600 g Blattspinat
- 150 g Ricotta
- 100 g Parmesan,
- 2 Eier
- 1 Eigelb
- 200 g Dinkelmehl
- 1 EL Olivenöl
- Zwiebel
- Muskat
- Salz
- Pfeffer

Zubereitung:

Den Spinat putzen und in einem Topf mit Wasser zusammenfallen lassen.

In dieser Zeit die Zwiebel schälen und fein schneiden, kurz in einer Pfanne mit etwas Olivenöl andünsten. Jetzt den Spinat abgießen und zugeben.

Danach den Ricotta mit Parmesan vermischen. Unter den Ricotta Spinat, die Eier unterheben und mit Salz, Pfeffer und Muskat würzen.
In die Masse das Mehl einarbeiten und alles zu einem Teig verkneten.
Nun 2 Liter Wasser mit Salz zum Kochen bringen, den Teig stückchenweise in das Wasser geben und kochen lassen. Danach abschöpfen.

Cheesburger ~ 323 kcal

Zubereitungszeit:	30 min ☺
Portionen:	4
Schwierigkeit:	leicht ☺

Zutaten:

- 4 Low Carb Toastbrötchen
- 400 g Hackfleisch
- 3 EL Magerquark
- 1 Zwiebel
- Currypulver
- Paprikapulver
- Kräuter
- 4 Scheiben Käse
- 2 Tomaten
- 8 Essiggurken
- 4 Salatblätter

Zubereitung:

Die Zwiebel schälen und klein schneiden. Anschließend das Hackfleisch in eine Schüssel geben.

Magerquark, die gehackte Zwiebel, Curry- und Paprikapulver sowie die Kräuter dazu geben und vermischen. Vier Frikadellen daraus formen und in einer Pfanne mit etwas Öl anbraten.

Die Tomaten waschen und in Scheiben schneiden. Die Salatblätter ebenfalls gut abwaschen. Die Hamburgerbrötchen toasten.

Danach die Brötchen mit den Frikadellen belegen und die Essiggurken, die Tomatenscheiben und den Käse darauf legen.

Pizzaschnecken süß sauer ~ 603 kcal

Zubereitungszeit:	**20 min** ☺
Portionen:	**2**
Schwierigkeit:	**leicht** ☺

Zutaten:

- 1 Papaya
- 1 Paprika
- 1 Frühlingszwiebel
- ½ Limette
- 125 g Frischkäse
- 2 EL Mango-Chutney
- 1 TL rote Currypaste
- 2 Tortilla Fladen
- 150 g Hähnchenbrust-Aufschnitt

Zubereitung:

Die Papaya schälen und in Scheiben schneiden. Danach die Paprika waschen, halbieren, entkernen und in Würfel schneiden. Die Frühlingszwiebeln in Ringe schneiden.

Die Limette auspressen und den Saft mit dem Frischkäse und dem Mango-Chutney sowie Currypaste verrühren.

Jetzt die Tortilla Fladen im Backofen bei 160 Grad kurz erwärmen.

Die Fladen mit dem Frischkäse bestreichen und anschließend mit den anderen Zutaten belegen. Zusammenwickeln und für ca. 20 Minuten kalt stellen.

Die Rollen dann in Scheiben schneiden und servieren.

Auberginen Pommes ~ 349 kcal

Zubereitungszeit:	**30 min** ☺
Portionen:	**1**
Schwierigkeit:	**leicht** ☺

Zutaten:

- 1 Aubergine
- 2 Eigelb
- 50 g Süßlupinenmehl
- 1 EL Öl

Zubereitung:

Die Auberginen aufschneiden und schälen. Danach in Sticks schneiden.

Nun die Eigelb aufschlagen und das Süßlupinenmehl in eine Schale geben. Die Sticks in beidem wälzen, angefangen mit dem Eigelb.

Eine Pfanne mit Öl erhitzen und die Auberginen Pommes darin anbraten.

Mit Salz würzen und genießen.

Gefüllte Feta Tomaten ~ 250 kcal

Zubereitungszeit: 30 min ☺
Portionen: 2
Schwierigkeit: leicht ☺

Zutaten:

- 75 g Couscous
- Salz
- 2 große Fleischtomaten
- 1 Zucchini
- 2 Zwiebeln
- 1 EL Olivenöl
- 1/2 TL Oregano
- Pfeffer
- 75 g Feta-Käse
- 150 ml Gemüsebrühe

Zubereitung:

Den Couscous in eine große Schüssel füllen und mit 250 ml kochendem Salzwasser übergießen. Kurz ziehen lassen und auflockern.

Die Zucchini waschen und klein schneiden. Nun bei den Tomaten den Deckel abschneiden. Das Innere aushöhlen und klein schneiden.

Die Zwiebel schälen und in Würfel schneiden.

Öl in einer Pfanne erhitzen und die kleingeschnittene Zwiebel sowie die Zucchini anbraten. Zum Schluss das Tomatenfleisch zugeben.

Den Pfanneninhalt zum Couscous geben und mit Feta anreichern. Backofen auf 175 Grad stellen.

Nun die Mischung in die Tomaten füllen und den Deckel wieder drauf setzen. Die Tomaten in eine Auflaufform geben und 20 Minuten backen.

Zuccini Garnelenteller ~ 324 kcal

Zubereitungszeit: 30 min ☺
Portionen: 2
Schwierigkeit: leicht ☺

Zutaten:

- 500 g tiefgefrorene rohe Garnelen
- 2 Zucchini
- 2 Knoblauchzehen
- 2 Zitronen
- Salz
- Pfeffer
- 1 EL Öl

Zubereitung:

Die Garnelen auftauen lassen, in dieser Zeit die Zucchini schälen und klein schneiden.

Den Knoblauch schälen und ebenfalls zerkleinern. Danach die Zitrone auspressen.

Die Garnelen in einer Pfanne mit Öl braten und die Zucchini sowie den Knoblauch zugeben. Alles zusammen anbraten und würzen.

Zum Schluss anrichten und mit Zitrone beträufeln.

Veggie Pfanne ~ 174 kcal

Zubereitungszeit: 30 min ☺
Portionen: 2
Schwierigkeit: leicht ☺

Zutaten:

- Zwiebel
- Knoblauchzehen
- 1 EL Öl
- 500 g tiefgefrorenes Gemüse
- 1 Dose Tomaten
- 1–2 EL Harissapaste
- 1/2 TL Kreuzkümmel
- Salz
- Pfeffer
- 2 Eier

Zubereitung:

Den Knoblauch und die Zwiebeln schälen und klein schneiden.

Anschließend in einer Pfanne mit etwas Öl anbraten.

Danach das gefrorene Gemüse zugeben.

Nun die Tomaten aus der Dose, Harissa und Kreuzkümmel in die Pfanne geben. Alles mit Salz und Pfeffer abschmecken.

Zum Schluss die Eier unterheben und alles umrühren bis das Gemüse und die Eier goldbraun gebraten sind.

Gebackenes Hühnerfleisch ~ 285 kcal

Zubereitungszeit: **20 min** ☺
Portionen: **2**
Schwierigkeit: **leicht** ☺

Zutaten:

- 400 g Hühnchenbrustfilet
- 1 Ei
- ½ Tasse Kartoffelmehl
- 2 EL Öl
- 1 TL Instant-Fischbrühe in 1 Tasse Wasser gelöst
- 4 EL Weißwein
- 4 EL Sojasauce

Zubereitung:

Das Ei aufschlagen und verquirlen.

Danach die Hühnchenbrustfilets klein schneiden und zuerst in der Eimasse, dann im Kartoffelmehl wenden.

Nun eine Pfanne mit Öl erhitzen.

Mit Brühe, Weißwein und Sojasoße ablöschen und leicht einkochen lassen.

Hackfleischtopf mit Kohlrabi ~ 326 kcal

Zubereitungszeit:	**30 min** ☺
Portionen:	**4**
Schwierigkeit:	**leicht** ☺

Zutaten:

- 400 g Rinderhackfleisch
- 2 Kohlrabi
- 1 Zwiebel
- 2 EL Olivenöl
- 500 ml Gemüsebrühe
- 200 ml Naturjoghurt
- 300 g Kartoffeln
- Salz
- Pfeffer

Zubereitung:

Die Kohlrabi und die Kartoffeln schälen und sehr klein schneiden. Ebenfalls die Zwiebel schälen und vierteln.

Das Öl in einer Pfanne erhitzen und die Zwiebeln zusammen mit dem Hackfleisch darin anbraten, mit Salz und Pfeffer würzen. Das Hackfleisch herausnehmen und in eine separate Schüssel füllen.

Nun die Kohlrabi und Kartoffeln in einen großen Topf geben und mit Öl andünsten. Mit der Gemüsebrühe und dem Naturjoghurt ablöschen, mit Salz und Pfeffer würzen und zugedeckt für ca. 10 Minuten kochen lassen.

Zum Schluss das Hackfleisch dazugeben und kurz ein reduzieren lassen.

Pfannkuchenrollen mit Schinken ~ 545 kcal

Zubereitungszeit: **20 min** ☺
Portionen: **4**
Schwierigkeit: **leicht** ☺

Zutaten:

- 350 g Dinkelmehl
- 300 ml Milch 1,5%
- 200 ml Mineralwasser mit Kohlensäure
- Salz
- 4 Eier
- 8 Scheiben Schinken
- Schnittlauch

Zubereitung:

Das Dinkelmehl, die Milch, das Mineralwasser, die Eier und das Salz in eine Schüssel oder einen Mixer geben und zu einem Teig verrühren.

Den Schnittlauch gut waschen und klein schneiden, anschließend unter den Teig hebe.

Eine Pfanne mit Öl erhitzen und den Teig portionsweise hinein füllen, die Pfannkuchen von beiden Seiten goldbraun braten.

Herausnehmen und auf einen Teller schichten.

Die einzelnen Pfannkuchen mit jeweils 1-2 Scheiben Schinken belegen und zusammenrollen.

Hackfleisch-Möhren Frikadellen ~ 507 kcal

Zubereitungszeit: **20 min** ☺
Portionen: **4**
Schwierigkeit: **leicht** ☺

Zutaten:

- 600 g Rinderhackfleisch
- 3 Eier
- 4 Karotten
- 2 EL Olivenöl
- etwas Zitronensaft
- 1 rote Zwiebel
- 1 Brötchen vom Vortag
- Salz
- Pfeffer

Zubereitung:

Die Zwiebel schälen und vierteln, Karotten ebenfalls schälen und fein raspeln.

Das Brötchen in eine kleine Schüssel mit warmem Wasser legen und etwas einweichen lassen. Anschließend ausdrücken und mit dem Hackfleisch, den Eiern, der Zwiebel und der geraspelten Karotte vermengen.

Zu der Masse etwas Zitronensaft sowie Salz und Pfeffer dazugeben und gut vermischen.

Aus der Fleischmasse kleine Frikadellen formen und in einer Pfanne mit Öl von beiden Seiten anbraten.

Gefüllte Paprika mit Thunfisch ~ 247 kcal

Zubereitungszeit:	**45 min** ☺
Portionen:	**4**
Schwierigkeit:	**leicht** ☺

Zutaten:

- 1 Dose Thunfisch
- 2 gelbe Paprika
- 2 rote Paprika
- 2 Tomaten
- Schnittlauch
- 250 ml Gemüsebrühe
- 200 ml Naturjoghurt 1,5%
- Salz
- Pfeffer
- 100 g geriebener Käse

Zubereitung:

Den Thunfisch ab schütten und abtropfen lassen. Die Paprika waschen, den Deckel abschneiden und entkernen.

Die Tomaten und den Schnittlauch waschen und klein schneiden.

Nun den Thunfisch zusammen mit den Tomaten, dem Schnittlauch, Naturjoghurt sowie Salz und Pfeffer in eine Schüssel geben und gut vermengen.

Die ausgehöhlten Paprika in eine Auflaufform setzen und mit der Thunfischmasse füllen. Diese anschließend mit Reibkäse bedecken.

Die Gemüsebrühe in die Auflaufform geben und bei 200 Grad für ca. 35 Minuten im Ofen garen.

Hähnchen-Pilz-Geschnetzeltes ~ 475 kcal

Zubereitungszeit:	**45 min** ☺
Portionen:	**4**
Schwierigkeit:	**leicht** ☺

Zutaten:

- 600 g Hähnchenbrustfilets
- 250 g Champignons
- 2 EL Olivenöl
- 200 ml Gemüsebrühe
- 150 ml Naturjoghurt 1,5%
- 2 rote Zwiebeln
- Salz
- Pfeffer

Zubereitung:

Die Hähnchenbrustfilets waschen und in Scheiben schneiden. Die Champignons putzen und klein schneiden.

Die Zwiebeln schälen und in Würfel schneiden.

Das Fleisch zusammen mit der Zwiebel in einer Pfanne mit Olivenöl anbraten, mit Salz und Pfeffer würzen und herausnehmen. Anschließend die Champignons darin ebenfalls braten.

Die Gemüsebrühe und den Naturjoghurt dazugeben und ein reduzieren lassen.

Zum Schluss das Fleisch dazu geben und für ca. 5 Minuten leicht kochen lassen.

Geflügel Kartoffel Pfanne ~ 315 kcal

Zubereitungszeit:	**45 min** ☺
Portionen:	**4**
Schwierigkeit:	**leicht** ☺

Zutaten:

- 500 g Hähnchenbrustfilets
- 500 g Kartoffeln
- 2 EL Olivenöl
- 2 Paprika
- 1 rote Zwiebel
- 200 g Feta Käse
- Salz
- Pfeffer
- Paprikapulver

Zubereitung:

Die Hähnchenbrustfilets waschen und in feine Streifen schneiden. In einer Pfanne mit etwas Olivenöl anbraten und mit Salz, Pfeffer und Paprikapulver würzen.

Nun die Kartoffeln schälen und klein schneiden. Paprika und die Zwiebel ebenfalls zerkleinern.

Das Fleisch aus der Pfanne nehmen und zur Seite stellen.

Die Kartoffeln zusammen mit etwas Olivenöl, den Paprika und der Zwiebel darin für ca. 15 Minuten anbraten. Mit Salz und Pfeffer würzen.
Zum Schluss das Fleisch dazu geben. Den Feta Käse fein zerbröseln und darüber verteilen. Alles gut unterheben und evtl. nochmals nachwürzen.

Zuccini Lachs Spaghetti ~ 714 kcal

Zubereitungszeit: 30 min ☺
Portionen: 4
Schwierigkeit: leicht ☺

Zutaten:

* 500 g Zucchini
* 1 Zwiebel
* 400 g Lachsfilet
* 500 g Dinkelspaghetti
* 3 EL Olivenöl
* 200 g Frischkäse
* Salz
* Pfeffer
* Zitronensaft

Zubereitung:

Die Dinkelspaghetti in einem Topf mit etwas Öl und Salzwasser kochen, bis sie bissfest sind.
Die Zucchini und die Zwiebel schälen und in sehr kleine Würfel schneiden.

Das Lachsfilet waschen und ebenfalls zerkleinern und in einer Pfanne mit etwas Olivenöl anbraten, mit Salz und Pfeffer würzen und auf einem Teller zur Seite stellen.

Anschließend die Zucchini und die Zwiebel in der Pfanne anbraten, den Frischkäse und ca. 300 ml Wasser einrühren und ca. 10 Minuten aufkochen lassen. Mit Salz, Pfeffer und etwas Zitronensaft abschmecken.
Nudeln abgießen und zur Zucchini Pfanne zugeben, zum Schluss den Lachs vorsichtig unterheben.

Feta Gemüse Omelette ~ 563 kcal

Zubereitungszeit: 30 min ☺
Portionen: 4
Schwierigkeit: leicht ☺

Zutaten:

- 2 Zucchini
- 4 Tomaten
- 8 Eier
- 1 Knoblauchzehe
- 200 g Feta
- 6 EL Olivenöl
- 150 ml Milch 1,5%
- Salz
- Pfeffer

Zubereitung:

Die Zucchini schälen und in kleine Würfel schneiden. Die Tomaten waschen und ebenfalls würfeln. Die Knoblauchzehe enthäuten und in einen kleinen Behälter pressen.

Die Eier in eine Schüssel aufschlagen und die Milch sowie Salz und Pfeffer zugeben.

Etwas Olivenöl in einer Pfanne erhitzen und die Zucchini zusammen mit dem Knoblauch darin anbraten. Mit etwas Salz und Pfeffer würzen, dann die Tomaten unterheben.
Solange braten, bis das Gemüse gar ist, dann auf einen separaten Teller geben.
Nun die Eiermasse in die Pfanne geben und von beiden Seiten goldbraun braten. Den Pfannkuchen auf einen Teller geben und mit dem Zucchini Tomaten Gemüse füllen und den Feta darüber bröseln.

Puten Saltimbocca mit Brokkoli ~ 355 kcal

Zubereitungszeit: 40 min ☺
Portionen: 2
Schwierigkeit: leicht ☺

Zutaten:

- 4 dünne Putenschnitzel
- 500 g Brokkoli
- 2 Scheiben Serrano Schinken
- 1 Knoblauchzehe
- 250 ml Milch 1,5%
- 25 g Parmesan
- Zitronensaft
- 2 EL Olivenöl
- Muskat
- Salz
- Pfeffer

Zubereitung:

Die Putenschnitzel waschen und dünn klopfen, mit Salz und Pfeffer würzen. Mit Serrano Schinken belegen und mit einem Holzspieß feststecken.

Den Brokkoli waschen und die Röschen abtrennen. In einem Topf mit Salzwasser für ca. 15 Minuten kochen. Danach ab schütten und zur Seite stellen.

Währenddessen das Fleisch von beiden Seiten in einer Pfanne mit Olivenöl anbraten.
Den Knoblauch schälen und in einen Topf mit heißem Olivenöl pressen, kurz andünsten. Milch dazugeben und für ca. 2 Minuten köcheln lassen.

Den Parmesan dazu fügen und schmelzen lassen. Mit Salz, Zitronensaft, Pfeffer und Muskat würzen.

Das Fleisch auf einen Teller legen, den Brokkoli darauflegen und die Soße darüber geben.

Flammenkuchen ohne Teig~ 421 kcal

Zubereitungszeit: 40 min ☺
Portionen: 2
Schwierigkeit: leicht ☺

Zutaten:

- 500 g TK Blumenkohl
- 2 Eier
- 50 g Parmesan
- Muskat
- Pfeffer
- 1 Zwiebel
- 100 g Frischkäse
- 100 g Speckwürfel
- Schnittlauch
- Salz

Zubereitung:

Blumenkohl auftauen lassen und für ca. 10 Minuten in Salzwasser kochen, ab schütten und in eine Schüssel umfüllen. Salz zugeben und für ca. 5 Minuten ziehen lassen.

Die Mischung auf Küchenpapier geben und gut ausdrücken. Wieder in eine Schüssel geben, Parmesan, Eier, Pfeffer, Muskat und etwas Salz hinzufügen und gut miteinander vermengen.

Den Ofen auf 180 Grad vorheizen und ein Backblech mit Backpapier auslegen. Die Blumenkohl Mischung darauf verteilen und im Ofen für ca. 15 Minuten vor backen.

Die Zwiebel schälen und in dünne Scheiben schneiden, Schnittlauch waschen und ebenfalls sehr fein schneiden.

Den Blumenkohlboden aus dem Backofen nehmen und mit Frischkäse bestreichen.

Die Zwiebelringe und die Speckwürfel darauf verteilen.

Erneut für ca. 10 Minuten in den Backofen schieben und knusprig backen.

Gefüllte Feta Auberginen ~ 439 kcal

Zubereitungszeit: **45 min** ☺
Portionen: **4**
Schwierigkeit: **leicht** ☺

Zutaten:

- 4 Auberginen
- 2 Paprika
- 1 rote Zwiebel
- 1 Knoblauchzehe
- 1 EL Tomatenmark
- 200 ml Gemüsebrühe
- 200 g Feta
- 1 EL Olivenöl
- 200 g Frischkäse
- Salz
- Pfeffer

Zubereitung:

Den Backofen auf 175 Grad vorheizen und ein Backblech mit Backpapier auslegen

Die Auberginen waschen, längs halbieren und entkernen. Mit Salz bestreuen und ziehen lassen.

Die Paprika putzen, halbieren, das Gehäuse entfernen und in Würfel schneiden. Nun die Zwiebel und die Knoblauchzehe häuten und klein schneiden.

Das Öl in einer Pfanne erhitzen und die Paprika, die Zwiebel und den Knoblauch zugeben und andünsten. Mit Salz und Pfeffer würzen.

Nun das Tomatenmark unterheben und mit der Gemüsebrühe unter ständigem Rühren ab löschen, den Frischkäse dazugeben und für 5 Minuten aufkochen lassen.

In eine Schüssel umfüllen und zur Seite stellen.

Nun nochmals Olivenöl in die Pfanne geben und die Auberginen Hälften mit der Schnittfläche nach unten hinein legen. Für einige Minuten anbraten.

Herausnehmen und mit der Schnittfläche nach oben auf ein Backblech legen.

Die Paprikamasse darauf gleichmäßig verteilen. Den Fetakäse ebenfalls über die gefüllten Auberginenhälften bröseln.

Das Backblech für ca. 25 Minute in den Ofen schieben.

Erbsen Lauch Fritatta ~ 347 kcal

Zubereitungszeit:	**30 min** ☺
Portionen:	**2**
Schwierigkeit:	**leicht** ☺

Zutaten:

- 250 g TK Erbsen
- 300 g Lauch
- 6 Eier
- 50 g Reibkäse
- 3 EL Olivenöl
- Schnittlauch
- Salz
- Pfeffer

Zubereitung:

Den Backofen auf 220 Grad vorheizen.

Den Lauch putzen und in Ringe schneiden. Die Eier in ein Schüssel aufschlagen, mit Salz und Pfeffer würzen und gut verquirlen.

Den Schnittlauch waschen, klein schneiden und zu der Eiermasse dazugeben. Anschließend den Reibkäse noch untermischen.

Eine Pfanne mit etwas Öl erhitzen und den Lauch darin kurz andünsten. Die Erbsen hinzufügen und mit Salz und Pfeffer würzen.

Eine Auflaufform mit etwas Öl einfetten und im vorgeheizten Backofen erwärmen.

Das Erbsen-Lauch Gemüse in die Auflaufform geben, die Eiermasse darüber verteilen und für ca. 15 Minuten backen.

Hähnchen Erdnuss Curry ~ 736 kcal

Zubereitungszeit:	**25 min** ☺
Portionen:	**4**
Schwierigkeit:	**leicht** ☺

Zutaten:

- 300 g Vollkornreis
- 400 g Hähnchenbrustfilet
- 400 ml Kokosmilch
- 2 Paprika
- 3 TL Currypaste
- 3 EL Kokosöl
- 500 ml Gemüsebrühe
- 80 g Erdnussmus
- Sojasoße

Zubereitung:

Den Reis in einem Topf mit heißen Wasser und Salz für ca. 25 Minuten gar kochen.

Währenddessen das Hähnchenbrustfilet waschen und klein schneiden.

Etwas Kokosöl in einer Pfanne erhitzen, die Currypaste dazu geben und kurz anbraten.

Nun die Kokosmilch hinzufügen und verrühren. Die Gemüsebrühe hinein geben und aufkochen lassen.

Das Hähnchenfleisch zur Soße geben und für ca. 10 Minuten kochen lassen.

Die Paprika waschen, entkernen und klein schneiden und ebenfalls zur Hähnchen Curry Soße dazu geben, für weitere 5 Minuten garen lassen.

Mit Sojasoße und etwas Salz abschmecken und zusammen mit dem Reis servieren.

Avocado Speck Eier ~ 259 kcal

Zubereitungszeit: 30 min ☺
Portionen: 4
Schwierigkeit: leicht ☺

Zutaten:

- 2 reife Avocados
- 1 Zitrone
- 100 g Speck in Streifen
- 4 große Eier
- Paprikapulver
- Zitronensaft
- Salz
- Pfeffer
- Petersilie

Zubereitung:

Den Backofen auf 200 Grad vorheizen und ein Backblech mit Backpapier auslegen.

Die Avocados in die Hälfte schneiden und den Kern entfernen. Die Mulden mit einem Teelöffel etwas vergrößern.

Etwas Zitronensaft über das Fruchtfleisch träufeln, mit Paprikapulver, Salz und Pfeffer würzen. Das Ei aufschlagen und in die Mulde geben.

Nun die Avocado Hälften auf das Backblech legen und für ca. 20 Minuten in den Backofen geben.

In dieser Zeit den Speck in einer Pfanne goldbraun anbraten.

Die Avocados aus dem Ofen nehmen und mit dem Speck belegen.

Zwiebelkuchen ohne Boden ~ 214 kcal (pro Stück)

Zubereitungszeit: 40 min ☺
Portionen: 4
Schwierigkeit: leicht ☺

Zutaten:

- 500 g Zwiebeln
- 250 g Reibkäse
- 250 g Speckwürfel
- 200 g Dinkelmehl
- 4 Eier
- 200 ml Milch 1,5 %
- Pfeffer
- Kümmel

Zubereitung:

Den Backofen auf 200 vorheizen und ein Backblech mit Backpapier auslegen.

Die Zwiebeln schälen und in kleine Würfel schneiden oder in einer Küchenmaschine klein häckseln.

Die Zwiebeln und den Reibkäse in eine Schüssel geben, Speckwürfel, die aufgeschlagenen Eier, Pfeffer und etwas Kümmel dazu geben, alles gut miteinander vermischen.

Die Masse in eine Springform oder Silikonform geben im Backofen für ca. 30 Minuten goldbraun backen.

Dessert und Nachspeise Rezepte

(inkl. Kalorienangaben)

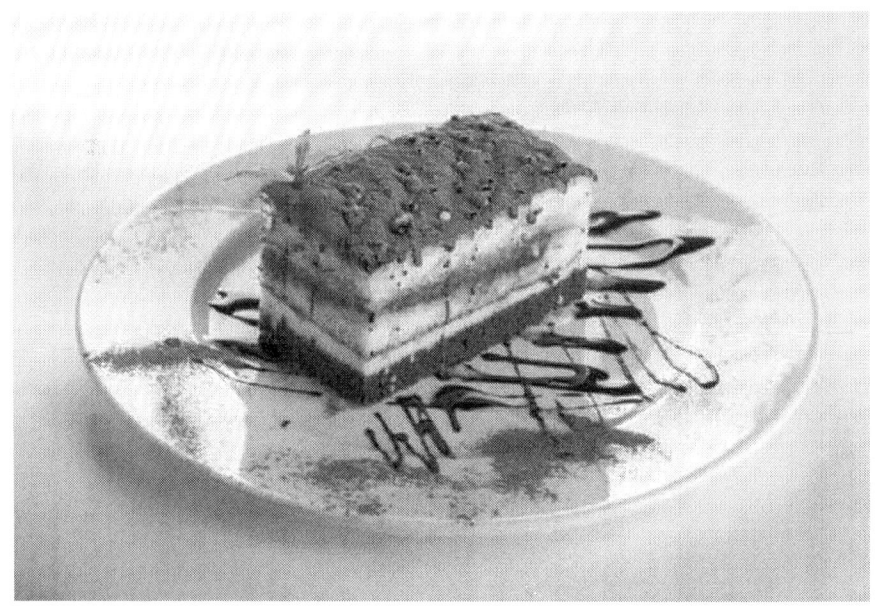

Panna Cotta ~ 392 kcal

Zubereitungszeit: **15 min** ☺
Portionen: **2**
Schwierigkeit: **leicht** ☺

Zutaten:

- 6 Blatt weiße Gelatine
- 200 ml Kefir
- 1 Päckchen Bourbon-Vanillin-Zucker
- 1 TL Kakao zum Bestäuben
- Melisse
- ½ Wassermelone
- 3-4 EL Zitronensaft
- 6 EL Xucker
- ¼ Honigmelone

Zubereitung:

Die Gelatine in Wasser einlegen. Die Melone in Viertel schneiden und rund 8 Kugeln (klein) aus dem Fruchtfleisch schneiden. Das restliche Fruchtfleisch der Melone von den Kernen befreien und in Würfel schneiden.

Xucker, Melonenwürfel und Zitronensaft pürieren und mithilfe eines Siebs passieren.

Die geschälte Honigmelone von den Kernen befreien und mithilfe eines Sparschälers feine Scheiben (4-8) aus dem Fruchtfleisch schneiden. Aus dem restlichen Fruchtfleisch kleine Kugeln schneiden.

Die ausgedrückte Gelatine auflösen. ½ Liter Fruchtpüree bereitstellen, davon 2 EL mit der Gelatine vermischen und anschließend das übrige Püree untermischen.

8 Honigmelonen Kugeln beiseite stellen und die restlichen in Sturzförmchen (4 Stück, Fassungsvermögen: 1/8 Liter) füllen und das Fruchtpüree darüber geben.

Die Förmchen für 3 Stunden abgedeckt in den Kühlschrank stellen.

Vanillezucker und Kefir zu Schaum schlagen. Die Sturzförmchen bis zur Mitte in heißes Wasser geben und anschließend stürzen.

Panna Cotta mit Melonenkugeln und Vanilleschaum auf Dessertteller geben. Mit Melonenscheiben, Melisse und Kakaopulver garniert servieren.

leichte Pralinen ~ 361 kcal

Zubereitungszeit: 45 min ☺
Portionen: 2
Schwierigkeit: leicht ☺

Zutaten:

- 100 g Butter
- 100 g Xucker Light
- 1 EL Kokosmehl
- 2 EL reines Kakaopulver
- 1 TL Vanillezucker
- 2 EL kalter Kaffee
- 50g Bitterschokolade (ca. 80% Kakao)
- 80g Kokosraspeln

Zubereitung:

Xucker und Butter zu einer Art Teig verrühren.

Kakaopulver, Kokos-/Mandelmehl, kalten Kaffee (2 EL), Proteinpulver und Vanillezucker unterrühren.

Aus dem Teig rund 20 kleine Bällchen herstellen und auf den Teller setzen.

Anschließend den Teller in den Gefrierschrank geben. Bitterschokolade unter ständigem Rühren erhitzen.

Die Teigbällchen in die Schokolade tunken, danach in den Kokosraspeln wälzen und für 45 Minuten in den Kühlschrank stellen.

Die Bällchen sind im Kühlschrank rund 1 Woche haltbar.

Erdbeer Spargel Salat ~ 100 kcal

Zubereitungszeit: 10 min ☺
Portionen: 4
Schwierigkeit: leicht ☺

Zutaten:

- 300 g weißer Spargel
- 300 g grüner Spargel
- 300 g Erdbeeren
- 150 g Rucola
- 1 EL Balsamico Essig
- 1 EL Essig
- 1 EL Olivenöl
- Salz
- Pfeffer

Zubereitung:

Die Spargeln schälen und in kleine Stücke schneiden. Anschließend ca. 15 Minuten in Salzwasser bissfest kochen.

Essig und Öl zusammen mit dem Salz und Pfeffer zu einer Soße verrühren und den Spargel zum Ziehen hinein geben.

Die Erdbeeren und den Rucola waschen. Den Rucola in kleine Stücke schneiden und in eine Schüssel geben. Erdbeeren ebenfalls vierteln und hinzufügen.

Nun den Spargel mit dem Dressing dazugeben und miteinander vermengen.

Schneller Apfelkuchen ~ 310 kcal

Zubereitungszeit:	**30 min** ☺
Portionen:	**2**
Schwierigkeit:	**leicht** ☺

Zutaten:

- 100 g Dinkelmehl
- 85 g Butter
- Salz
- 4 Äpfel
- 2 EL Zucker
- 1 EL Johannisbeergelee

Zubereitung:

Wasser (1 EL), Butter (60 g), Salz und Mehl zunächst mit einem Handrührgerät und anschließend mit der Hand gut verkneten.

Den in Folie gewickelten Teig für 30 Minuten in den Kühlschrank legen.

Das Kerngehäuse aus den geschälten und in Viertel geschnittenen Äpfel entfernen. Anschließend jeweils 5 Scheiben aus den Vierteln schneiden. Den Lift-off-Boden einer Tarteform (4 cm Höhe, Ø oben: 26 cm, Ø unten: 22 cm) fetten und mit dem ausgerollten Teig auslegen.

Den Teig festdrücken. Danach mit den Apfelscheiben eng und kreisförmig belegen. Die Äpfel dürfen etwas überlappen.

Auf den Apfelscheiben Butterflöckchen (25 g) verteilen und Zucker darüber streuen.

Die Tarte auf der 2. unteren Schiene für rund 60 Minuten im vorgeheizten Backofen (E-Herd: 175 °C/ Umluft: 150 °C/ Gas: Stufe 2) backen. Fall nötig, die Tarte 5 Minuten vor dem Garpunkt im Backofen nach oben setzen.

Anschließend die Tarte auf ein Kuchengitter zum Auskühlen setzen. Nach dem Auskühlen mit dem mit Wasser (1 EL) aufgekochten Gelee einstreichen, aus der Form herausnehmen und mit Vanilleeis oder Schlagsahne anrichten.

Schokoladenkuchen ~ 210 kcal

Zubereitungszeit:	**30 min** ☺
Portionen:	**2**
Schwierigkeit:	**leicht** ☺

Zutaten:

- 75 g TK-Heidelbeeren
- 100 g Zartbitterschokolade
- 1 Packung Sojaschlagcreme
- 1 Päckchen Vanillezucker
- 100 g Beerengelee
- 175 g getrocknete Feigen
- 150 g zarte Haferflocken
- 150 g gemahlene Mandeln
- Salz

Zubereitung:

Die geviertelten Feigen für 15 Minuten in warmem Wasser einlegen. Salz (1 Prise), Mandeln und Haferflocken vermischen. Die abgetropften und ausgedrückten Feigen zusammen mit den Haferflocken portionsweise mithilfe eines Universal Zerkleinerers hacken. Es sollte zum Schluss eine etwas klebrige Konsistenz ergeben.

In einer Schüssel alles miteinander verkneten und eine mit Frischhaltefolie ausgelegte rechteckige Tarteform (ca. 21 x 29 cm) mit der Masse befüllen.

Den Rand mit Masse verkleiden, Boden und Rand etwas fest drücken und die Tarte für 30 Minuten in den Kühlschrank stellen.

Die in Stücke gebrochene Schokolade mithilfe eines heißen Wasserbads schmelzen und die Heidelbeeren auftauen.

Den Tarteboden von der Frischhaltefolie befreien, die geschmolzene Schokolade darauf verteilen und für 1 Stunde kalt werden lassen.

Vanillezucker und Schlagcreme mithilfe eines Rührgeräts (Schneebesen) für 10 Minuten zu einer Creme schlagen.

Diese anschließend auf der Tarte verteilen. Die Beeren unter das in einem Topf erwärmte Gelee mischen und für 15 Minuten auskühlen lassen. Die Tarte mit der Creme verzieren

Quarktaschen ~ 298 kcal

Zubereitungszeit:	**20 min** ☺
Portionen:	**2**
Schwierigkeit:	**leicht** ☺

Zutaten:

- 1 Würfel Hefe
- 500 g Dinkelmehl
- 1 EL Zucker
- 75 g Zucker
- 1 Ei
- 50 g weiche Butter
- 500 g feste rote Grütze
- 200 ml Mandelmilch
- 5 EL Milch
- Salz

Zubereitung:

Zucker (1 EL) und Hefe flüssig rühren. Mit erwärmter Milch (200 ml), Salz (1 Prise), Mehl (500 g), Zucker (75 g) und Ei mithilfe eines Rührgeräts (Knethaken) verkneten und Butterflöckchen (50 g) portionsweise hinzufügen.

Weitere 3 Minuten kneten, wenn der Teig eine Kugel bildet. Anschließend den Teig abdecken und für ein 1 Stunde in warmer Umgebung ruhen lassen. In der Zwischenzeit eine gefettete Kastenform (ca. 15 x 35 cm) mit Mehl ausstreuen.

Den Teig nochmals auf mehligem Untergrund kneten, rechteckig ausrollen (ca. 30 x 50 cm), in zwei Hälften schneiden und auf jeder Hälfte Grütze verteilen. 2 cm an den Rändern freilassen und die Teighälften anschließend von der langen Seite aufrollen.

Die miteinander verdrehten Teigrollen in die Kastenform geben, abdecken und für 30 Minuten ruhen lassen.

Die Teigrollen mit Milch (2 EL) einstreichen und groben Zucker darüber streuen.

Das Ganze für 40 Minuten im vorgeheizten Backofen (E-Herd: 200 °C/Umluft: 175 °C/Gas: s. Hersteller) backen. Falls nötig, die Kastenform nach 30 Minuten mit Alufolie verschließen.

Tiramisu ~ 330 kcal

Zubereitungszeit:	**180 min** ☹
Portionen:	**2**
Schwierigkeit:	**leicht** ☺

Zutaten:

- 250 g Magerquark
- 3 Eiweiß
- 24 Löffelbiskuits
- 1 Päckchen Vanillezucker
- ¼ Liter 0,1 Milch
- 120 g Xucker
- 150 ml Espresso, ca. 2 Tassen
- 2 EL Kakao entölt

Zubereitung:

Xucker (40 g), Milch und Proteinpulver vermischen und in den Kühlschrank stellen.

Den übrigen Zucker mit Quark zu einer Creme schlagen und der Pudding Masse hinzufügen. Das steif geschlagene Eiweiß unterheben.

Eine Form mit Creme und mit Espresso beträufelten Löffelbiskuits im Wechsel befüllen. Die abschließende Schicht sollte Creme sein.

Kakaopulver über das Tiramisu streuen und alles rund 3 Stunden kühlen.

Joghurtkuchen ~ 214 kcal

Zubereitungszeit: 30 min ☺
Portionen: 2
Schwierigkeit: leicht ☺

Zutaten:

- 200 g Naturjoghurt
- 1 Tüte Vanillezucker
- 1 Handvoll Obst n.B
- 4 Löffelbiskuits
- 10 g Schokostreusel
- Zimtpulver

Zubereitung:

Zimt, Joghurt und Vanillezucker vermischen.

Einen Löffelbiskuit in jedes Glas legen, jeweils 3 TL Joghurt-Zimt hinzufügen und anschließend frisches klein geschnittenes Obst wie beispielsweise Erdbeeren, Pfirsiche, Kirschen, Pflaumen oder Himbeeren darauf verteilen.

Auf diese Weise die Gläser weiter beschichten, bis die Zutaten aufgebraucht sind. Die abschließende Schicht sollte Joghurt sein.

Das Ganze noch mit Schokostreuseln garnieren und mit Frischhaltefolie abgedeckt über Nacht in den Kühlschrank stellen.

Götterspeise Pudding ~ 227 kcal

Zubereitungszeit: 15 min ☺
Portionen: 2
Schwierigkeit: leicht ☺

Zutaten:

- 1 Pck. Götterspeise
- 200 g Magerquark
- 3 EL Naturjoghurt
- 500 ml Wasser

Zubereitung:

Götterspeise (keine bereits gesüßte Instant-Götterspeise verwenden) gemäß Packungsangabe zubereiten, auf den Zucker verzichten.

Anschließend die Götterspeise auskühlen lassen.

Joghurt und Magerquark verrühren und zur Götterspeise portionsweise unter ständigem Rühren hinzufügen.

Nach Wunsch etwas Süßstoff hinzufügen und das Ganze über Nacht kühlen.

Schokorolle ~ 451 kcal

Zubereitungszeit: **25 min** ☺
Portionen: **2**
Schwierigkeit: **leicht** ☺

Zutaten:

- 250 Mandelmehl
- 40g Butter
- 80ml Buttermilch
- 120g Xucker
- 1 TL Backpulver
- 1 Ei
- 3 EL Kakao
- Salz

Zubereitung:

Das Ei verrühren und den Xucker (100 g) unter ständigem Rühren langsam hinzurieseln.

Anschließend auf die gleiche Weise Butter, Salz, Buttermilch, Bio-Backpulver und Mandelmehl untermischen.

Den glatten Teig halbieren. Einen Teil mit Xucker (2 EL) und Kakao (3 TL) vermischen und beide Teigportionen für 30 Minuten in den Kühlschrank geben.
Beide Teigportionen auf mehligem Untergrund gleichmäßig ausrollen, übereinanderlegen und nochmals ausrollen. Anschließend den Teig fest und eng aufrollen.

Die Teigrolle in breite Scheiben (0,7 cm) schneiden, diese auf einem Backblech mit Backpapier verteilen und 15 Minuten im vorgeheizten Backofen (Ober-/Unterhitze: 180 °C) backen.

Apfelringe ~ 433 kcal

Zubereitungszeit: **15 min** ☺
Portionen: **2**
Schwierigkeit: **leicht** ☺

Zutaten:

- 1 säuerliche Äpfel
- 2 Eier
- geschmolzenes Kokosöl
- 50 g Mehl
- 50 ml Sojamilch
- ½ TL Zimt
- etwas Honig

Zubereitung:

Die Zutaten ohne die Äpfel vermischen und etwas geschmolzenes Kokosöl unterrühren.

Die Äpfel mithilfe eines Apfelausstechers von ihrem Kerngehäuse befreien, die Früchte anschließend schälen und in Scheiben (0,5 cm Breite) schneiden.

Die Apfelringe in den Teig tunken und in einer mit Kokosöl erhitzten Pfanne auf jeder Seite backen.

Erdnuss-Brownies ~ 320 kcal

Zubereitungszeit:	**30 min** ☺
Portionen:	**2**
Schwierigkeit:	**leicht** ☺

Zutaten:

- 200 g Zartbitterschokolade
- 130 g Butter
- 3 Eier
- 100 g Xucker
- 100 g Dinkelmehl
- 30 g Kakaopulver entölt
- 150 g Erdnüsse

Zubereitung:

Den Ofen auf 180 Grad vorheizen und eine kleine Springform mit Backpapier auslegen.

Die Schokolade und die Butter in ein Gefäß geben und vorsichtig in der Mikrowelle erwärmen, bis eine cremige Masse entsteht.

Zucker und Eier mit dem Mixer verrühren und cremig schlagen. Anschließend die flüssige Schoko-Butter Masse dazu geben und gut verrühren.

Dann das Mehl und den Kakao ebenfalls dazu fügen und vermischen. Die Erdnüsse darüber geben und alles miteinander vermengen.

Den Teig in die Springform füllen und für 25 Minuten backen.

Leichte Schoko-Croissants ~ 254 kcal

Zubereitungszeit: 30 min ☺
Portionen: 2
Schwierigkeit: leicht ☺

Zutaten:

- 75 g Schokolade
- 1 Pck. runder Blätterteig
- 1 Eigelb
- 1 TL Schlagsahne
- ½ Beutel Kuchenglasur
- etwas Schokoladenraspeln

Zubereitung:

Schokolade in Stücke brechen, den auf einem Backpapier ausgerollten Blätterteig in Tortenstücke (8) schneiden und die Schokolade auf der längeren Seite der Dreiecke verteilen. Dreiecke zu Hörnchen aufrollen.

Sahne und Eigelb vermischen und damit die Hörnchen einpinseln.

Die Hörnchen für 15 Minuten in den vorgeheizten Backofen (E-Herd: 200°C /Umluft: 175°C /Gas: Stufe 3) geben.

Den Glasur-Beutel für 10 Minuten in heißes Wasser geben.

Anschließend eine Ecke aufschneiden und die ausgekühlten Hörnchen mit der Glasur verzieren.

Schokoraspel darauf verteilen und alles erkalten lassen.

Bananenkuchen ~ 483 kcal

Zubereitungszeit:	80 min ☹
Portionen:	2
Schwierigkeit:	leicht ☺

Zutaten:

- 1 Banane
- 4 Eier
- 4 EL Agavendicksaft
- 750 g Magerquark
- Kokosöl
- 30 g Mandelblättchen

Zubereitung:

Die geschälte Banane mithilfe einer Gabel zerdrücken und mit dem Agavendicksaft und den Eier gut vermischen. Den Magerquark unterrühren.

Eine gefettete Springform (Durchmesser: 26 cm) mit dem Teig befüllen und für 60 Minuten im vorgeheizten Backofen (Ober-/Unterhitze: 175 °C) backen.

Nach 30 Minuten den Kuchen mit Folie abdecken.

Zum Schluss den Kuchen mit den in einer fettfreien Pfanne gerösteten Mandelblättchen garnieren und auskühlen lassen.

Kokos Riegel ~ 424 kcal

Zubereitungszeit: 60 min ☹
Portionen: 2
Schwierigkeit: leicht ☺

Zutaten:

- 20 g Kokosraspeln
- 10 g Proteinpulver Schoko
- 20 ml Wasser
- etwas Süßstoff
- 5 g Kokosöl
- 15 g Kakaopulver entölt

Zubereitung:

Kokosöl, etwas Süßstoff, Wasser und Kokosraspel vermengen und aus dieser Masse einen Riegel herstellen.

Den Riegel ca. 20 Minuten in den Gefrierschrank geben.

Einige Tropfen Süßstoff, Proteinpulver, etwas Wasser und Kakaopulver vermischen und den Riegel damit bestreichen.

Den Riegel nochmals in den Gefrierschrank geben (1 Stunde).

Erdbeerenkruste ~ 455 kcal

Zubereitungszeit: **25 min** ☺
Portionen: **2**
Schwierigkeit: **leicht** ☺

Zutaten:

- 120 g Mandelmehl
- 1 Ei
- 40 g Xucker
- Salz
- 80 g Mandeln (gehackt)
- 1 EL Vanillexucker
- 4 EL Milch
- 40 g Brauner Xucker
- 30 g Erdbeerenmarmelade
- 90 g Halbfettmargarine
- 1 TL Backpulver

Zubereitung:

Flüssige Margarine (2/3), Ei, Vanillexucker, Mandelmehl, Xucker Light (2 EL) und Salz zu einem Teig verkneten und ca. 30 Minuten kühlen.

Gefettete Spring- oder Muffin Förmchen mit Teig auslegen, sodass auch die Ränder bedeckt sind.

Braunen Xucker (2 EL) in eine mit der restlichen Margarine erhitzte Pfanne geben und die gehackten Mandeln untermischen. Milch (4 EL) hinzufügen und das Ganze einkochen lassen. Die Mandeln in den Teig der Muffin Förmchen geben.

Die Muffins für 20 Minuten im vorgeheizten Backofen (Ober-/Unterhitze: 180 °C) backen.

Schoko-Quarkkuchen ~ 260 kcal

Zubereitungszeit:	**45 min** ☺
Portionen:	**10 Stücke**
Schwierigkeit:	**leicht** ☺

Zutaten:

- 100 g Dinkelmehl
- 40 g Kokosmehl
- 30 g Butter
- 40 g Kakaopulver
- 100 g Birkenzucker
- 4 Eier
- 100 g Zartbitterschokolade
- 1 Päckchen Vanillezucker
- 750 g Magerquark

Zubereitung:

Den Backofen auf 180 Grad vorheizen.

Das Dinkelmehl mit dem Kokosmehl, 20 g Kakaopulver, 50 g Birkenzucker, 1 Ei und der Butter in eine Schüssel geben und zu einem Teig verrühren. In Frischhaltefolie einwickeln und ca. 30 Minuten kalt stellen.

Die Zartbitterschokolade grob hacken, in eine Schüssel füllen und in der Mikrowelle vorsichtig schmelzen.

Die anderen 3 Eier trennen und das Eigelb mit dem Vanillezucker und dem Quark gut vermengen. Den restlichen Birkenzucker dazu geben. Die Masse in drei Teile trennen.

Für die Schokomasse: unter 2/3 der Schokolade und 1 EL Kakaopulver mischen. Die Eiweiße steif schlagen und unter die Quarkmasse heben.

Nun den Teig ausrollen und in die Springform geben. Einen Rand formen. Die Hälfte der Schoko Quarkmasse hineinfüllen und verteilen. Anschließend die helle Quarkmasse darauf geben und glatt streichen, darüber dann die letzte Schicht der Schoko Quarkmasse geben.

Den Kuchen in den Backofen geben und für ca. 60 Minuten backen.

Himbeer-Sykr-Tiramisu ~ 340 kcal

Zubereitungszeit:	120 min ☺
Portionen:	6 Portionen
Schwierigkeit:	leicht ☺

Zutaten:

- 500 g TK Himbeeren
- 500 g Skyr
- 1 Zitrone
- 50 g Xucker
- 100 g fettarmer Naturjoghurt 1,5%
- 15 Löffelbiskuits
- 200 ml Orangensaft
- 6 EL Backkakao

Zubereitung:

Zuerst die TK Himbeeren auftauen lassen. Danach die Zitrone waschen, in die Hälfte schneiden und auspressen.

Den Skyr mit ein paar Spritzern Zitronensaft und dem Xucker verrühren. Den Joghurt unterrühren.

Die Löffelbiskuits in dem Orangensaft tränken und in die Auflaufform legen. Anschließend mit etwas Backkakao bestreuen. Etwas Skyr darauf verteilen und die Hälfte der Himbeeren darauf geben, wieder mit einer Schicht Sykr bedecken.

Dann die nächste Schicht mit Löffelbiskuits darauf legen und wieder mit Backkakao bestäuben. Wieder eine Schicht Sykr und die andere Hälfte er Himbeeren einfüllen.
Zum Abschluss mit dem restlichen Skyr bestreichen und für 1,5 Stunden kalt stellen.

Gesunde Spekulatius ~ 388 kcal

Zubereitungszeit:	**15 min** ☺
Portionen:	**2**
Schwierigkeit:	**leicht** ☺

Zutaten:

-
- 100 g Mandelmehl
- 3 EL eingeweichte Chiasamen
- 3 EL Spekulatiusgewürz
- 1 TL Zimt
- 40 g Kokosöl
- 60 g Whey Protein Vanille
- 1 kleine reife Banane

Zubereitung:

Die Chia-Samen für 10 Minuten in Wasser einlegen.

Die geschälte Banane zermatschen und mit den übrigen Zutaten vermischen, bis ein cremiger Teig entsteht.

Aus dem ausgerollten Teig Kekse ausstechen und auf einem Backblech mit Backpapier verteilen.

Die Kekse rund 7 Minuten im vorgeheizten Backofen (Umluft: 180 °C) backen.

Schoko-Eis-Schnitte ~ 499 kcal

Zubereitungszeit: 120 min ☹
Portionen: 2
Schwierigkeit: leicht ☺

Zutaten:

- 200 g dunkle Schokolade
- 120 g Kokosöl
- 80 g Erdnussbutter
- 1 TL Kakaopulver
- Vanilleextrakt
- Zimt
- 400 g Kokosmilch

Zubereitung:

Mithilfe eines Wasserbads die Schokolade (100 g) schmelzen und mit Kokosöl (30 g) vermischen.

Eine gefettete Auflaufform mit der flüssigen Schokolade befüllen und in den Kühlschrank stellen.

Kokosmilch erhitzen und das Kokosöl untermischen. Anschließend Kakaopulver, Zimt und Erdnussbutter hinzufügen.

Danach die etwas abgckühlte Erdnuss-Creme in die Auflaufform geben und wieder in den Kühlschrank stellen (2 Stunden).

Wieder mithilfe eines Wasserbads die Schokolade (100 g) schmelzen und mit Kokosöl (30 g) vermischen, in die Auflaufform füllen und in den Kühlschrank stellen.

Zum Schluss das Ganze in Stücke (16) schneiden.

Marmorkuchen ~ 298 kcal

Zubereitungszeit:	45 min 😐
Portionen:	2
Schwierigkeit:	leicht ☺

Zutaten:

- 3 Bananen
- 3 EL Chiasamen
- 150 g gemahlene Mandeln
- 120 g Apfelmus
- 25 g Kokosöl
- 110 ml Mandelmilch
- 150 g Backprotein
- 3 EL Goji Beeren
- 2 EL Kakaopulver, entölt
- 1 Prise Salz
- 1 Prise Vanille

Zubereitung:

Chia-Samen in Wasser (5 EL) einlegen.

Banane pürieren und mit Apfelmus, Vanille, Mandelmilch (100 ml) und flüssigem Kokosöl vermischen. Goji Beeren, Backprotein, etwas Salz, Chia-Samen und gemahlene Mandeln hinzufügen.

1/3 des Teigs mit Mandelmilch (2 EL) und Kakao in einer separaten Schüssel vermischen.
Den hellen Teig in eine gefettete Gugelhupf Form füllen und anschließend den dunklen Teig darauf verteilen. Mithilfe eines Holzstäbchens die Teigsorten etwas vermischen.
Den Kuchen für 45 Minuten in den vorgeheizten Backofen (Ober-/Unterhitze: 175 °C) geben.

Apfelstrudel ~ 460 kcal

Zubereitungszeit:	65 min ☹
Portionen:	8
Schwierigkeit:	leicht ☺

Zutaten:

- 100 g Butter
- 250 g Dinkelmehl
- 1 kg Äpfel
- 60 g Rosinen
- 50 g gehackte Mandeln
- 100 g Xucker
- 1 EL Puderzucker
- 100 ml lauwarmes Wasser
- Zimt
- Zitronensaft

Zubereitung:

Die Hälfte der Butter schmelzen und zusammen mit etwas Zitronensaft und Wasser in einer Schüssel gut vermengen. 125 g Dinkelmehl dazu fügen und unterrühren. Die andere Hälfte des Mehls nach und nach unter ständigem Rühren hinzugeben bis ein Teig entsteht.

Den Teig zu einer Kugel formen und in eine Schüssel legen und mit etwas Öl bestreichen.

Die Schüssel mit einer Folie abdecken und für ca. 1 Stunde zur Seite stellen.

Nun die Äpfel schälen und vierteln, das Gehäuse entfernen und in kleine Stücke schneiden, anschließend mit etwas Zitronensaft besprizen und die Rosinen dazu geben.

20 g Butter in einer Pfanne erhitzen, die Mandeln dazu geben und anbraten bis sie goldbraun sind. Anschließend Xucker und Zimt dazu geben und gut vermengen.

Den Strudelteig auf einem sauberen Geschirrtuch dünn ausrollen. Er muss sehr dünn sein, daher sollte er lange bearbeitet und gewalzt werden.

Den Ofen auf 180 Grad vorheizen

Die restliche Butter schmelzen und anschließend den Teig damit bepinseln, nun die gedünsteten Mandeln darauf verteilen. An allen Seiten etwas Platz lassen.

Zum Schluss die Äpfel und Rosinen auf den Teig geben.

Die Teigränder über die Füllung klappen und den Teig mit dem Geschirrtuch aufrollen.

Den Strudel mit der Naht nach unten auf ein Backblech legen und im vorgeheizte Ofen für ca. 30 Minuten backen.

Grießbrei ~ 347 kcal

Zubereitungszeit: **10 min** ☺
Portionen: **2**
Schwierigkeit: **leicht** ☺

Zutaten:

Für den Pudding:
- 270 ml Milch
- 25 g Speisestärke
- 1 Eigelb

Für das Topping:
- z.B. heiße Himbeeren

Zubereitung:

Die Speisestärke, das Eigelb, Whey Protein Pulver und ein wenig Milch vermischen.

Die übrige Milch erhitzen und das Mark einer Vanilleschote hinzufügen.

Nun die Milch aufkochen und zu der Protein-Mischung geben.

Zum Schluss die Masse in Schälchen geben, auskühlen lassen und mit Wunsch-Topping wie z.B. heißen Himbeeren garnieren.

Erdbeermousse ~ 297 kcal

Zubereitungszeit: 30 min ☺
Portionen: 2
Schwierigkeit: leicht ☺

Zutaten:

- 300 g Erdbeeren, TK
- 400 g Erdbeeren, frisch
- 1 Pck. Gelatine
- 250 g Magerquark
- 1 Eiweiß
- n. B. Zitronensaft
- n. B. Honig,
- n. B. Schokolade

Zubereitung:

Die aufgetauten Erdbeeren pürieren und die frischen Früchte würfeln.

Erdbeer-Püree erhitzen, dann die Gelatine hinzufügen und unter ständigem Rühren auflösen. Nach Wunsch mit Zitronensaft oder Süße verfeinern.

Die Fruchtwürfel zum Püree geben und das Ganze für 30 Minuten in den Kühlschrank stellen.

Währenddessen das Eiweiß steif schlagen.

Danach den Magerquark untermischen und das steif geschlagene Eiweiß unterheben.

Die Mousse nochmals in den Kühlschrank geben (2 Stunden) und anschließend mit weißer Schokolade garnieren.

Quark-Mohnkuchen ~ 253 kcal

Zubereitungszeit: **60 min** 😊
Portionen: **12**
Schwierigkeit: **leicht** ☺

Zutaten:

- 500 g Magerquark
- 200 g Frischkäse (Exquisa Fitline 0,2 %)
- 250 ml Naturjoghurt 1,5 %
- 100 g gemahlener Mohn
- 100 g Xucker
- 1 Päckchen Vanillezucker

Zubereitung:

Den Ofen auf 180 Grad vorheizen und die Springform mit Papier auslegen.

Dann die Eier trennen und das Eiweiß steif schlagen.

Den Xucker und Vanillezucker mit dem Eigelb gut verrühren. Magerquark und Frischkäse dazu geben und vermischen.

Nun den Mohn und das Naturjoghurt ebenfalls zu der Quarkmasse dazu geben.

Als letztes das steif geschlagene Eiweiß unterheben.

Den Teig in die Springform füllen und für ca. 60 Minuten backen.

Donuts ~ 218 kcal

Zubereitungszeit:	**60 min** ☺
Portionen:	**2**
Schwierigkeit:	**leicht** ☺

Zutaten:

Für den Teig:
- 75 g Butter
- 2 Eier
- 50 g Honig
- 20 g Butter
- 125 Milch
- 300 g Dinkelmehl
- 1 TL Trockenhefe
- ½ TL Salz

Für das Topping:
- 25 g Vollrohrzucker
- 1 TL Zimt

Für die Glasur: (Schokoglasur)
- 25 g Kokosöl, zerlassen
- 2 TL Kakaopulver
- 2 TL Ahornsirup

Zubereitung:

Salz, Trockenhefe und Mehl vermischen.

Die geschmolzene Butter, Eier, Honig und erhitzte Milch verrühren. Dann die Milchmischung portionsweise unter die Mehlmischung rühren.

Anschließend den Teig mit Frischhaltefolie und einem Geschirrtuch zudecken und für 3 Stunden ruhen lassen. Danach den Teig für 12 Stunden kühlen.

Den Teig auf mehligem Untergrund ausrollen (1,5 cm Dicke) und mithilfe einer Ausstechform Kreise ausstechen und anschließend die Mitte der Kreise mithilfe einer Spritztülle ausstechen.

Die Donuts auf ein Backblech mit Backpapier geben, abdecken und ca. 30 Minuten ruhen lassen.

Nun mit geschmolzener Butter einpinseln und für 15 Minuten im vorgeheizten Backofen (Ober-/Unterhitze: 190 °C) backen.

Zimt und Vollrohrzucker vermischen und über die warmen Donuts geben.

Kakaopulver, Ahornsirup und zerlassenes Kokosöl vermischen und damit die Donuts bestreichen. Nach Wunsch gehackte Nüsse, buntes Zuckerdekor oder Beeren darauf verteilen.

Haselnusskuchen ~ 250 kcal

Zubereitungszeit:	**30 min** ☺
Portionen:	**2**
Schwierigkeit:	**leicht** ☺

Zutaten:

- 1 Apfel
- 150 g gemahlene Haselnüsse
- 2 TL Backpulver
- 100 g Dinkelmehl
- 3 Eier
- 2 TL Honig
- 100 g Butter
- 100 g zuckerfreies Apfelmus
- 80 g gehackte Mandeln

Zubereitung:

Den Ofen auf 180 Grad vorheizen und eine Springform mit Papier auslegen.

Den Apfel waschen und klein reiben. Die Haselnüsse mit dem Backpulver und dem Dinkelmehl vermischen und anschließend den geriebenen Apfel dazu geben.

Die Eier trennen und das Eiweiß steif schlagen. Die Eigelb mit Honig und Butter verrühren und zusammen mit dem Apfelmus unter die Haselnussmischung geben.

Die gehackten Mandeln mit dem Eischnee vermengen und unter die vorbereitete Masse heben.

Den Teig in die Springform füllen und ca. 45 Minuten backen.

Bananen Pancakes ~ 720 kcal

Zubereitungszeit: 15 min ☺
Portionen: 2
Schwierigkeit: leicht ☺

Zutaten:

- 3 Bananen
- 150 ml Milch 1,5%
- 2 Eier
- 100 g Mehl
- ½ Päckchen Backpulver

Zubereitung:

Eier und Milch in eine Schüssel geben und verrühren. Das Mehl und das Backpulver dazu hinein sieben.

Die Bananen schälen, mit einer Gabel zerdrücken und zu dem Teig hinzufügen.

In einer Pfanne Öl erhitzen und den Teig Löffelweise hinein geben, sodass kleine Pfannkuchen entstehen.

Diese von beiden Seiten goldbraun backen.

Als Topping kann Sirup oder Obst verwendet werden.

Hefe-Schnecken mit Beeren ~ 220 kcal

Zubereitungszeit:	45 min ☹
Portionen:	15
Schwierigkeit:	leicht ☺

Zutaten:

- 300 g TK Beerenmix
- 1 frischer Hefekuchenteig
- 150 g Puderzucker
- Wasser
- 100 g gemahlene Haselnüsse

Zubereitung:

Den Backofen auf 180 Grad vorheizen. Und ein Backblech mit Papier auslegen.

Die TK Beeren auftauen lassen, währenddessen das Ei und die gemahlenen Haselnüsse in einer Schüssel miteinander vermengen.

Den Hefekuchenteig auslegen und mit der Ei-Haselnuss Masse bestreichen. Danach die aufgetauten Beeren darauf verteilen.

Nun den gefüllten Teig zusammenrollen und in 15 gleiche Scheiben schneiden.

Die Scheiben gleichmäßig auf das Backblech verteilen und für 20 Minuten im Ofen backen.

Währenddessen den Puderzucker mit etwas Wasser verrühren. Nach dem die Schnecken ausgekühlt sind mit dem flüssigen Puderzucker bestreichen.

Erdbeer Frozen Joghurt ~ 335 kcal

Zubereitungszeit:	**180 min** ☹
Portionen:	**4**
Schwierigkeit:	**leicht** ☺

Zutaten:

- 500 g Naturjoghurt 1,5%
- 200 g Schlagsahne
- 250 g Himbeeren
- 250 g Erdbeeren
- 40 g gemahlene Mandeln

Zubereitung:

Den Joghurt in eine Schüssel geben, anschließend die Sahne in einem anderen Gefäß steif schlagen.

Die Sahne unter den Joghurt heben und die Masse für ca. 3 Stunden in den Gefrierschrank stellen.

Himbeeren und Erdbeeren gut waschen, trocknen und Erdbeeren vierteln.

Die gefrorene Joghurt Masse aus dem Gefrierschrank nehmen und in 4 Schalen füllen.

Das Obst ebenfalls gleichmäßig aufteilen und auf die Joghurt Schälchen verteilen, zum Schluss mit den gemahlenen Mandeln bestreuen.

Nougat Waffeln ~ 184 kcal (pro Stück)

Zubereitungszeit:	**30 min** ☺
Portionen:	**20**
Schwierigkeit:	**leicht** ☺

Zutaten:

- 150 g gehackte Haselnüsse
- 200 g Zartbitterschokolade
- 200 g Haselnuss Nougat
- 350 g Waffelblätter

Zubereitung:

Die Haselnüsse in einer Pfanne rösten und zum Auskühlen auf einen Teller geben.

Die Zartbitterschokolade zerkleinern und in der Mikrowelle langsam erhitzen und schmelzen lassen. Das Haselnuss Nougat ebenfalls klein würfeln und zur geschmolzenen Schokolade geben. Die Schokoladenmasse verrühren.

2/3 der gerösteten Haselnüsse dazu geben und unterheben. Solange verrühren bis die Masse etwas angedickt ist.

Nun die Waffelblätter zu 20 kleinen Quadraten schneiden und die Schokoladen-Nuss-Nougat Masse darauf verteilen.

Die restlichen Quadrate darauflegen und etwas andrücken, sodass diese fest sitzen.

Die Ränder der fertigen Quadrate in die restlichen Haselnüsse tauchen und gut auskühlen lassen.

Apfelmus ohne Zucker ~ 175 kcal

Zubereitungszeit:	**30 min** ☺
Portionen:	**4**
Schwierigkeit:	**leicht** ☺

Zutaten:

- 1 kg Äpfel (z.B. Jonagold wegen der Süße)
- 1 Zitrone
- 1 Päckchen Vanillezucker
- etwas Zimt

Zubereitung:

Die Äpfel schälen, das Kerngehäuse mit einem Apfelentkerner entfernen, oder das Gehäuse so heraus schneiden. Nun die Äpfel klein schneiden.

Die Zitrone waschen und Schale abreiben, anschließend auspressen.

Einen großen Topf auf den Herd stellen, die geschnittenen Äpfeln zusammen mit dem Zitronensaft und 250 ml Wasser hinein geben und ca. 15 Minuten bei niedriger Stufe erhitzen.

Nun zu der bereits erwärmten und zerkochten Apfelmasse den Vanillezucker und Zimt zugeben und pürieren.

Schnelle Brownies ~ 224 kcal

Zubereitungszeit:	**30 min** ☺
Portionen:	**12**
Schwierigkeit:	**leicht** ☺

Zutaten:

- 3 Eier
- 250 g Nuss Nougat Creme
- 150 g Mehl

Zubereitung:

Den Backofen auf 180 Grad vorheizen und ein Backblech mit Papier auslegen.

Die Eier schaumig schlagen, das Mehl und die Nuss Nougat Creme dazu fügen und alles zu einer Masse verrühren.

Den Teig nun auf dem Backblech verteilen und glatt streichen, für ca. 15 Minuten backen.

Nach der Herausnahme aus dem Ofen auskühlen lassen und in Quadrate schneiden.

Apfel-Möhren-Muffins ~ 310 kcal

Zubereitungszeit:	**60 min** ☺
Portionen:	**15**
Schwierigkeit:	**leicht** ☺

Zutaten:

- 250 g Äpfel
- 4 Eier
- 400 g Mehl
- 3 Karotten
- 1 Päckchen Backpulver
- 150 g Xucker
- 180 g Margarine
- 50 g Walnüsse
- 250 g Puderzucker
- Zimt

Zubereitung:

Den Backofen auf 180 Grad vorheizen und 15 Muffin Förmchen bereitstellen.

Die Äpfel waschen, vierteln und entkernen. Ebenfalls die Möhren schälen und beides in eine Schüssel fein reiben.

Die Eier, Margarine und den Zucker in ein Gefäß geben und gut miteinander verrühren. Nun das Mehl, Backpulver und den Zimt dazu geben und nochmals vermischen.

Die Apfel-Möhren Mischung dazu geben und unterheben bis ein Teig entsteht.

Nun den Teig in die Muffin Förmchen geben und für ca. 40 Minuten backen.

Den Puderzucker mit Wasser verrühren und die Walnüsse klein hacken.

Nach dem Herausnehmen der Muffins diese abkühlen lassen. Anschließend mit der Puderzuckerglasur bestreichen und den Walnüssen verzieren.

Lavendel Honig Eis ~ 472 kcal

Zubereitungszeit: **75 min** ☹
Portionen: **4**
Schwierigkeit: **leicht** ☺

Zutaten:

- 2 TL getrocknete Lavendelblüten
- 100 g Honig
- 500 g Naturjoghurt 1,5 %
- 1 Päckchen Vanillezucker
- 150 ml Kokosmilch
- 4 Lavendelzweige

Zubereitung:

Den Honig, Naturjoghurt und die Lavendelblüten in einen Topf geben und aufkochen. Vom Herd herunternehmen und auskühlen lassen.

Für ca. 1 Stunde im Kühlschrank kaltstellen, anschließend durch ein Sieb sieben.

Nun den Vanillezucker und die Lavendel-Joghurt Mischung mit der Kokosmilch in eine Schüssel geben und gut verrühren.

Nun die Masse in eine Eismaschine geben oder in Schälchen geben und für ca. 3 Stunden einfrieren.

Quark-Öl-Teig Plätzchen ~ 263 kcal

Zubereitungszeit: 45 min ☺
Portionen: 20
Schwierigkeit: leicht ☺

Zutaten:

- 625 g Dinkelmehl
- 1 Päckchen Backpulver
- 80 g Xucker
- 2 Päckchen Vanillezucker
- 350 g Magerquark
- 180 ml Milch 1,5 %
- 2 Eier
- 120 g Margarine
- 85 ml Olivenöl
- Salz

Zubereitung:

Den Backofen auf 180 Grad vorheizen und ein Backblech mit Papier auslegen.

Mehl, Backpulver und Salz verrühren. Den Xucker, Vanillezucker, Magerquark, Milch, Öl und das Ei zufügen und alles zu einem glatten Teig kneten.

Nun den Teig auf einer Arbeitsfläche ausrollen. Anschließend mit Plätzchen Ausstecher nach Wahl den Teig nach und nach ausstechen und auf dem Backblech verteilen.

Die Butter in einen Topf geben und bei geringer Stufe auf dem Herd schmelzen lassen.
Die Plätzchen damit bepinseln und im Ofen für 15 Minuten backen.

Bratäpfel mit Joghurt Soße ~ 358 kcal

Zubereitungszeit: 45 min ☺
Portionen: 6
Schwierigkeit: leicht ☺

Zutaten:

- 150 ml Apfelsaft
- 6 Äpfel
- 50 g Rosinen
- 3 EL Zitronensaft
- 50 g gehackte Mandeln
- 60 g Mandelmus
- 50 g Honig
- 50 g Haferflocken
- 250 g Naturjoghurt 1,5 %
- Zimt
- Kurkuma

Zubereitung:

Den Backofen auf 200 Grad vorheizen.

Die Rosinen in eine Schüssel geben, Apfelsaft dazu schütten und für 15 Minuten quellen lassen.

Die Äpfel waschen und mit einem Apfelausstecher entkernen. Anschließend etwas mit Zitronensaft beträufeln.

Die Rosinen abtropfen lassen, Flüssigkeit auffangen und in eine Auflaufform gießen
Nun die Mandeln, das Mandelmus, den Honig und die Haferflocken miteinander in einer Schüssel vermischen und etwas mit Zimt würzen. Die Rosinen dazu geben.

Buttermilch mit Himbeeren ~ 152 kcal

Zubereitungszeit:	**15 min** ☺
Portionen:	**4**
Schwierigkeit:	**leicht** ☺

Zutaten:

- 1 Zitrone
- 400 g Himbeeren
- 500 ml Buttermilch
- 150 g Naturjoghurt 1,5%
- 25 g Honig
- 6 Minzblätter

Zubereitung:

Die halbe Zitrone auspressen. Himbeeren verlesen, waschen und einige für die Garnitur beiseitelegen.

Restliche Himbeeren mit Buttermilch, Joghurt, 2 EL Zitronensaft, Honig und Eiswürfeln im Mixer fein pürieren. Himbeer-Buttermilch in 4 Gläser füllen.
Die Minze gut waschen und trocken tupfen. Die befüllten Gläser mit den restlichen Himbeeren und Minze dekorativ anrichten.

White Chocolate Cookies ~ 189 kcal

Zubereitungszeit:	**90 min** ☹
Portionen:	**20**
Schwierigkeit:	**leicht** ☺

Zutaten:

- 150 g Margarine
- 120 g Xucker
- 2 Päckchen Vanillezucker
- 2 Eier
- 250 g Kokosmehl
- 1 Päckchen Backpulver
- 150 g weiße Schokolade
- 100 g Himbeeren

Zubereitung:

Den Backofen auf 180 Grad vorheizen und ein Backblech mit Papier auslegen.

Die Margarine, den Xucker und Vanillezucker in eine Schüssel geben und mit dem Handrührgerät schaumig schlagen, danach die Eier dazugeben und erneut verrühren.

Das Mehl und das Backpulver miteinander vermischen und unter die vorbereitete Maße geben.

Die weiße Schokolade zerkleinern und langsam in der Mikrowelle schmelzen.

Die Himbeeren waschen und trocken tupfen (ggf. können auch TK Himbeeren verwendet werden).

Die geschmolzene Schokolade und die Himbeeren vorsichtig unter die Masse heben.

Nun den Teig in eine Frischhaltefolie wickeln und für ca. 1 Stunde im Kühlschrank kühlen.

Aus dem Teig etwa 20 kleine Kugeln formen und auf das Backblech legen und für ca. 10 Minuten im Ofen backen.

Blaubeer Panna Cotta ~ 427 kcal

Zubereitungszeit: **25 min** ☺
Portionen: **6**
Schwierigkeit: **leicht** ☺

Zutaten:

- 500 g Heidelbeeren
- 200 ml Heidelbeersaft
- 4 Blatt Gelatine
- 500 g Naturjoghurt 1,5 %
- 60 g Xucker
- 1 Päckchen Vanillezucker
- etwas Zitronensaft

Zubereitung:

Die Heidelbeeren waschen. Gelatine in kaltem Wasser aufweichen.

Den Heidelbeersaft, Naturjoghurt, Xucker und Vanillezucker in einen Topf geben und kurz aufkochen, dann etwas auskühlen lassen.

Die aufgeweichte Gelatine ausdrücken und in den Topf dazu geben, gut verrühren.

Nun 6 Schalen mit der Heidelbeersaft Masse befüllen und für etwa 3 Stunden in den Kühlschrank stellen.

Die Hälfte der Heidelbeeren in ein Gefäß geben und mit etwas Heidelbeersaft , 1 EL Xucker und ein paar Spritzern Zitronensaft fein pürieren.

Anschließend die restlichen Heidelbeeren unterrühren.

Die gekühlte Heidelbeersaft Panna Cotta aus dem Kühlschrank nehmen und aus den Schälchen herauslösen und auf einen Teller stürzen.

Zum Schluss das pürierte Heidelbeer-Mouse auf der Panna Cotta verteilen.

Himbeer-Couscous Brei ~ 254 kcal

Zubereitungszeit: 15 min ☺
Portionen: 2
Schwierigkeit: leicht ☺

Zutaten:

- 50 g Couscous
- 250 g Himbeeren
- 2 Bananen
- 2 TL Kokosöl

Zubereitung:

Den Couscous in eine Schüssel geben. Etwa 150 ml Wasser aufkochen, darüber gießen und quellen lassen.

Das Kokosöl dazu geben und unterrühren. Weiter quellen lassen bis der Couscous aufgegangen ist.

Nun die Himbeeren gut abwaschen und trocken tupfen. Die Banane schälen und beide Obstsorten in eine Schale geben, anschließend mit einer Gabel zerdrücken.

Das Obstmus unter den Couscous mischen und in Schälchen umfüllen.

Rote Grütze mit Vanillesoße ~ 509 kcal

Zubereitungszeit:	**25 min** ☺
Portionen:	**4**
Schwierigkeit:	**leicht** ☺

Zutaten:

- 250 g Erdbeeren
- 250 ml Kirschsaft
- 1 Zitrone
- 100 g Xucker
- 300 g TK Beeren
- 50 g Speisestärke
- 1 Vanilleschote
- 500 ml Milch 1,5 %
- 2 Eigelb
- Salz

Zubereitung:

Die Zitrone halbieren und auspressen. Den Zitronensaft in einen Behälter umfüllen.

Die Erdbeeren waschen, putzen und klein schneiden. 1/4 Liter Kirschsaft, Zitronensaft und 75 g Xucker aufkochen.

Die tiefgefrorenen Beeren zugeben und aufkochen. Erdbeeren unterheben. 20 g Stärke mit 4 Esslöffel Kirschsaft verrühren und die Grütze damit binden.

Die Vanilleschote längs aufschneiden und das Mark heraus kratzen. 450 ml Milch, die Vanilleschote und -Mark, 25 g Xucker und Salz aufkochen. 30 g Stärke in 50 ml Milch anrühren und in die Milch rühren.

Aufkochen und ca. 1 Minute köcheln lassen. Vanilleschote entfernen. Eigelb mit etwas Soße verrühren und zur restlichen Soße geben.

Die Vanillesoße abkühlen lassen und währenddessen die Rote Grütze in Tassen anrichten und mit Erdbeeren verzieren.

Vanillesoße dazu reichen.

Erdbeer-Espresso Mousse ~ 215 kcal

Zubereitungszeit:	**30 min** ☺
Portionen:	**4**
Schwierigkeit:	**leicht** ☺

Zutaten:

- 250 g Erdbeeren
- 1 Zitrone
- 1 Orange
- 250 g Magerquark
- 1 Päckchen Vanillezucker
- 5 EL kalter Espresso
- 100 g Löffelbiskuit

Zubereitung:

Die Erdbeeren abwaschen und vierteln. Die Zitrone halbieren und auspressen.

Die Erdbeeren in eine Schüssel geben und ein paar Spritzer Zitronensaft darauf geben. Etwa 15 Minuten abgedeckt stehen lassen.

Nun die Orange gut abwaschen, abtupfen und die Schale ganz fein abreiben. Dann die Orange in die Hälfte schneiden und auspressen.

Den Magerquark in eine Schüssel füllen, die Orangenschale, den Vanillezucker und etwas Zitronensaft dazu geben, gut miteinander vermischen.

Den Orangensaft hinzufügen und nochmals gut verrühren, bis der Quark cremig ist.

Die Löffelbiskuits in der Hälfte durchbrechen und auf 4 Gläser verteilen.

Mit dem Espresso gleichmäßig beträufeln.

Abwechselnd die Quarkmasse und Erdbeeren in Schichten darauf verteilen.

Mango Sorbet ~ 173 kcal

Zubereitungszeit: **25 min** ☺
Portionen: **4**
Schwierigkeit: **leicht** ☺

Zutaten:

- 2 Mangos
- 60 g Xucker
- 1 Limette
- 250 g Himbeeren
- 2 TL Honig
- 100 ml Mineralwasser
- 6 Minzblätter

Zubereitung:

Den Xucker mit 200 ml Wasser in einem Topf aufkochen und dann abkühlen lassen.
Die Mangos schälen und das das Fruchtfleisch vom Kern weg schneiden. Vierteln und in ein Dessertglas geben.

Die Limette halbieren, den Saft auspressen und 2 EL Saft abmessen.

Den Saft zusammen mit dem aufgekochten Xucker zu den Mangos geben und alles zu einem Mus pürieren.

Die Minzblätter waschen, trocken tupfen und fein schneiden.

Zum Mango Püree geben und nochmals pürieren.

Die Dessertgläser für ca. 2 Stunden in den Gefrierschrank stellen.

Nun die Himbeeren abwaschen und zusammen mit dem Honig und Mineralwasser in ein hohes Gefäß geben. Ebenfalls pürieren.

Das Himbeerpüree durch ein feines Sieb in eine Schüssel streichen. Aus dem Mango-Sorbet Kugeln ausstechen und mit dem Himbeermark anrichten.

Kokos Milchreis ~ 488 kcal

Zubereitungszeit: **15 min** ☺
Portionen: **2**
Schwierigkeit: **leicht** ☺

Zutaten:

- 400 ml Kokosmilch
- 150 ml Milch 1,5%
- 50 g Xucker
- 1 Päckchen Vanillezucker
- 80 g Reisflocken
- 1 reife Banane

Zubereitung:

Die Kokosmilch zusammen mit der Milch, dem Xucker und Vanillezucker in einen Topf geben und unter umrühren erhitzen.

Die Reisflocken dazu geben und garen bis eine feste Masse entsteht.

Die Mango schälen, das Fruchtfleisch vom Kern lösen und vierteln. Das Obst in eine Schüssel füllen.

Den Milchreis in Dessertschalen geben und die Mango Stücke gleichmäßig darauf verteilen.

Orangen Vanille Creme ~ 347 kcal

Zubereitungszeit: **60 min** ☺
Portionen: **4**
Schwierigkeit: **leicht** ☺

Zutaten:

- 500 ml Milch 1,5%
- 1 Vanilleschote
- 1 Orange
- 50 g Xucker
- 4 Eier
- 25 g Speisestärke
- 25 g Margarine
- 10 Blätter Minze

Zubereitung:

Die Vanilleschote halbieren und das Mark herauskratzen. Dann die Vanilleschote mit dem Mark in einen Topf geben, Milch hinzufügen und aufkochen.

Die Orange abwaschen, trocken tupfen und die Schale fein abreiben.

Die Eier trennen und die Eigelbe in eine Schüssel füllen. Etwas von der Orangenschale und den Xucker hinzugeben und mit dem Handrührgerät schaumig schlagen. Speisestärke unterrühren.

Vanilleschote entfernen und die warme Vanillemilch unter ständigem Rühren zum Eigelb-Zucker-Schaum geben.

Alles in den Topf zurück füllen und langsam unter rühren erhitzen bis eine dickflüssige Masse entsteht.

Die Creme in 4 Dessertgläser umfüllen, auskühlen lassen und mit den Minzblättern dekorieren.

Rhabarbercreme ~ 151 kcal

Zubereitungszeit:	**45 min** ☺
Portionen:	**6**
Schwierigkeit:	**leicht** ☺

Zutaten:

- 500 g Rhabarber
- 1 Vanilleschote
- 6 Blätter Gelatine
- 100 g Xucker
- 2 Eier
- 100 g Naturjoghurt 1,5 %

Zubereitung:

Den Rhabarber waschen, putzen und kein schneiden. Die Vanilleschote längs aufschneiden und das Mark herauskratzen.

Die Eier trennen und Eiweiß mit einem Handmixgerät steif schlagen.

Die Gelatine in kaltes Wasser legen und einweichen lassen.

Rhabarberstücke mit etwas Wasser, 50 g Xucker und Vanillemark in einen Topf geben und aufkochen. Bei sehr kleiner Hitze ca. 10 Minuten köcheln lassen, dann fein pürieren und nochmals erwärmen

Die aufgeweichte Gelatine zum Rhabarberpüree geben und gut unterrühren.

Den restlichen Xucker unter das geschlagene Eiweiß heben und anschließend zum Rhabarberkompott geben. Zum Schluss den Naturjoghurt unterheben, vermengen und in 6 Dessertschalen füllen.

Apfelmus mit Joghurt ~ 195 kcal

Zubereitungszeit:	30 min ☺
Portionen:	4
Schwierigkeit:	leicht ☺

Zutaten:

- 800 g Äpfel
- 1 Zitrone
- 1 EL Honig
- ½ Vanilleschote
- 250 g Naturjoghurt 1,5 %
- Zimt

Zubereitung:

Die Zitrone halbieren und den Saft auspressen. Danach die Vanilleschote in die Hälfte schneiden, das Mark mit einem Messer herauskratzen und in eine Schale geben.

Die Äpfel abwaschen, vierteln, die Kerne entfernen und klein schneiden.

Einen Topf bereitstellen und die Äpfel zusammen mit dem Zitronensaft, etwas Zimt und dem Vanillemark hineingeben. Erhitzen und ca. 15 Minuten unter rühren weich kochen.

Die Apfelmasse nun vom Herd herunter nehmen und pürieren, anschließend abkühlen lassen.

Den Naturjoghurt nun mit dem Honig vermischen. Anschließend auf 4 Dessertgläser verteilen und das Apfelmus darauf verteilen.

Karamellpudding ~ 315 kcal

Zubereitungszeit: 30 min ☺
Portionen: 4
Schwierigkeit: leicht ☺

Zutaten:

- 50 ml Agavendicksaft
- 1 Ei
- 2 Eigelb
- 250 ml Milch 1,5%
- 150 ml Sahne
- 1 Päckchen Vanillezucker
- 50 g brauner Zucker

Zubereitung:

Den Backofen auf 180 Grad vorheizen.

4 Dessertschalen leicht einölen und griffbereit zur Seite stellen.

Zuerst 2 Eier trennen und die Eigelb zur Seite stellen, das Eiweiß kann anderweitig verwendet werden.

Nun den Agavendicksaft mit dem Ei und den Eigelb verrühren. Die Milch zusammen mit der Sahne in einen Topf geben, den Vanillezucker hinzufügen und unter umrühren die Eier Masse dazu fügen, kurz aufkochen lassen.

Den Zucker mit etwas Wasser in einem anderen Topf köcheln lassen, bis eine goldbraune Masse entsteht.

Die Zuckermasse nun auf die 4 Schalen verteilen und schwenken bis die Karamellmasse gleichmäßig auf dem Boden verteilt ist.

Die Eiermilch sieben und ebenfalls in die Schalen füllen. Förmchen in eine Auflaufform stellen und diese bis zur Hälfte der Förmchen mit kochendem Wasser auffüllen

In den vorgeheizten Backofen stellen und für ca. 30 Minuten garen.

Nach dem Herausnehmen den Pudding abkühlen lassen und dann auf 4 Teller stürzen.

Low Carb Rezepte
herzhaft und süß

(inkl. Kalorienangaben)

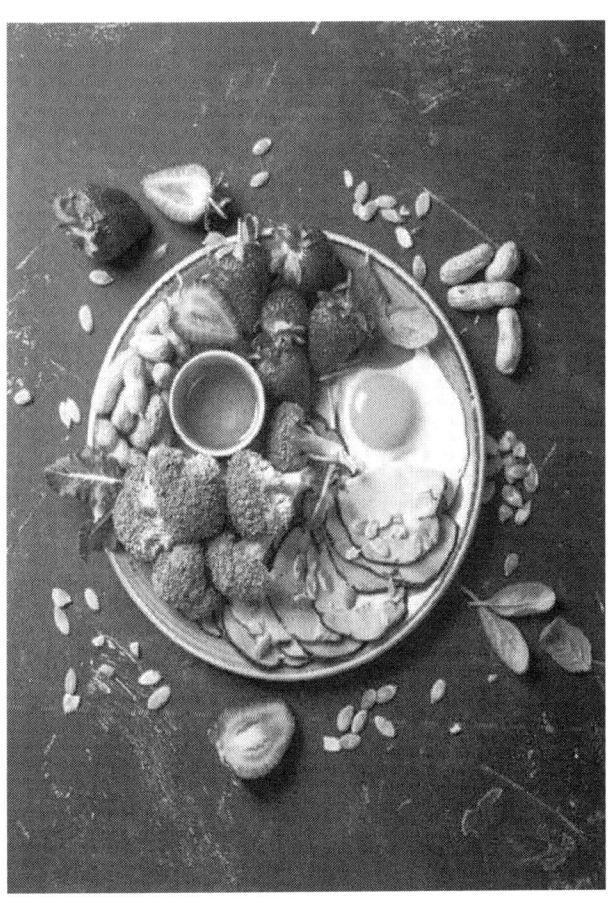

Dinkel-Sonnenblumen Brot ~ 140 kcal

Zubereitungszeit:	**60 Minuten** ☺
Portionen:	**4 Portionen**
Schwierigkeit:	**leicht** ☺

Zutaten:

- 100 g Vollkornmehl Dinkel
- 40 g geschrotete Leinsamen
- 100 g Sonnenblumenkerne
- 100 g Eiweißpulver
- 60 g Hafer Vollkornflocken
- 500 g Magerquark
- 4 Eier Größe M
- 2 Prise Salz
- 2 TL Backpulver
- 2 TL fruchtiges Olivenöl

Zubereitung:

Das Dinkelmehl, die geschroteten Leinsamen, die Sonnenblumenkerne, das Eiweißpulver und die Hafervollkornflocken sowie das Backpulver in eine Schüssel geben und alle Zutaten gründlich vermengen.

Nun die Quark Eier Mischung unterheben und alles gut verrühren.

Die trockenen Zutaten in eine andere Schüssel geben. Der Teig muss jetzt für ca. 15 Minuten bei Zimmertemperatur stehen.

Aus dem Teig einen Laib Brot formen und der Länge nach mit einem Messer einritzen. Mit etwas Olivenöl bestreichen und im Ofen bei 160 Grad Umluft für ca. 45 Minuten backen.

Erdbeer- Fruchtaufstrich ~ 485 kcal

Zubereitungszeit:	**25 Minuten** ☺
Portionen:	**4 Portionen**
Schwierigkeit:	**leicht** ☺

Zutaten:

- 500 g Erdbeeren
- 220 ml Kokosmilch
- 40 g Xucker (Premium)
- 50 g Chiasamen

Zubereitung:

Zuerst die Erdbeeren gut waschen, anschließend das Grün entfernen. Danach werden diese mit dem Stabmixer fein püriert.

Die Kokosmilch mit dem Xucker in einen Topf geben und erwärmen bis sich der Xucker sich aufgelöst hat.

Nun die Kokosmilch und Chiasamen unter das Erdbeerpüree geben und alles für ca. 20 Minuten im Kühlschrank quellen lassen.

Mediterraner Thunfisch-Aufstrich ~ 150 kcal

Zubereitungszeit: 10 Minuten ☺
Portionen: 4 Portionen
Schwierigkeit: leicht ☺

Zutaten:

- Eine Packung Frischkäse
- 2 Dose Thunfisch (im eigenen Saft)
- Paprikagewürz
- 2 EL Tomatenmark
- 2 TL Basilikum
- Salz und Pfeffer

Zubereitung:

Zuerst den Thunfisch abtropfen lassen und anschließend in eine Schüssel geben.

Nun den Frischkäse hinzu fügen und alles gut miteinander verrühren.

Zum Schluss etwas Paprikagewürz, Basilikum und das Tomatenmark zugeben und nochmals kurz durchrühren.

Mit Salz und Pfeffer abschmecken.

Rührei mit Mangold ~ 200 kcal

Zubereitungszeit:	**15 Minuten** ☺
Portionen:	**4 Portionen**
Schwierigkeit:	**leicht** ☺

Zutaten:

- 2 TL Olivenöl
- 4 Eier
- 2 rote Paprika
- 60 g Cheddar (oder Gouda)
- 8 EL fettarme Milch
- 500 g Mangold
- 2 rote Zwiebeln
- Jodsalz
- schwarzer Pfeffer aus der Mühle
- nach Belieben frischer Thymian

Zubereitung:

Zuerst die Zwiebel schälen und diese in Ringe schneiden.
Die Paprika und den Mangold gründlich waschen und beide Zutaten in kleine Stücke schneiden.

Nun die Eier, Salz, Pfeffer, Milch und Thymianblättchen hinzu fügen und alles gut miteinander verquirlen.

Das Öl in einer beschichteten Pfanne erhitzen um die Zwiebeln, Paprika und Mangold darin an zu dünsten. Danach die verquirlten Eier darüber gießen.

Zum Schluss den Cheddar fein schneiden und darüber streuen.
Das Rührei bei schwacher Hitze zugedeckt für etwa 3 Minuten stocken lassen und anschließend auf auf zwei Tellern anrichten.

Low Carb Schinken-Käse Sandwich ~ 390 kcal

Zubereitungszeit: 15 Minuten ☺
Portionen: 4 Portionen
Schwierigkeit: leicht ☺

Zutaten:

- 80 g Haferkleie
- 4 Eier
- 180 g Quark, auch Magerquark
- 4 TL Backpulver
- Für den Belag:
- 4 EL Frischkäse
- 4 Scheiben Schinken, oder andere Wurst
- 4 Scheibe Käse
- Salz
- Gewürze nach Belieben

Zubereitung:

Die Haferkleie und das Backpulver in eine mikrowellengeeignete Schüssel geben und vermischen. Danach den Quark und das Ei unterheben und gut verrühren.

Jetzt mit Salz und den Gewürzen nach Belieben würzen, für etwa 10 Minuten quellen lassen.

Abdecken und für 3 Minuten in die Mikrowelle stellen. Herausnehmen, umdrehen und offen erhitzen für ca. 1 Minute. Nach Bedarf evtl. nochmals toasten. Auch möglich wäre es, wenn Sie es in der Mitte durchschneiden, mit Frischkäse bestreichen, Wurst und Käse darauflegen und in den Sandwich Toaster geben.

Low Carb Nutella ~ 1542 kcal

Zubereitungszeit: 15 Minuten☺
Portionen: 4 Portionen
Schwierigkeit: leicht ☺

Zutaten:

- 300 ml Schlagsahne
- 4 EL Kakaopulver
- 180 g Butter
- 100 g gemahlene Mandeln
- etwas flüssigen Süßstoff

Zubereitung:

Die Butter in einen Topf geben und diese zum Schmelzen bringen.

Nun die Sahne dazu geben und beide Zutaten miteinander verrühren. Den Kakao und die gemahlenen Mandeln hinzufügen, nach Belieben ein paar Spritzer flüssigen Süßstoff hinzugeben.

In einer kleinen Schüssel oder einem Glas in den Kühlschrank stellen und für ca. 1 Std. fest werden lassen.

Wenn die Creme etwas fester werden soll, dann etwas weniger Sahne nehmen, dafür mehr Butter.

Kokos Pfannkuchen ~ 1542 kcal

Zubereitungszeit: 10 Minuten ☺
Portionen: 4 Portionen
Schwierigkeit: leicht ☺

Zutaten:

- 250 ml Mandelmilch ungesüßt
- 8 EL Kokosmehl
- 8 EL Mandelmehl
- 5 Eier
- 4 EL geschmolzene Butter
- 3 EL Birkenzucker
- 2 TL Natron
- Butterschmalz
- 1 TL Bourbon Vanille
- 2 Prisen Salz

Zubereitung:

Eier, Milch, 250 ml Wasser, Vanille, Butter und Birkenzucker in einer Schüssel gründlich miteinander verrühren.

Anschließend die Mehle und das Natron hinzu fügen und noch 2 Minuten weiter mixen.

Nun eine Pfanne auf mittlerer Hitze erwärmen und darin das Butterschmalz zergehen lassen. Für jeden Pfannkuchen eine halbe Suppenkelle voll Teig in die Pfanne geben und platt drücken.

Ein paar Minuten backen, dann wenden und erneut einige Minuten fertig backen lassen.
Die fertigen Pfannkuchen aus der Pfanne nehmen und auf einem Teller etwas auskühlen.

Low Carb Müsli Riegel ~ 257 kcal

Zubereitungszeit: 10 Minuten ☺
Portionen: 20 Riegel
Schwierigkeit: mittel ☺

Zutaten:

- 400 g Kokosraspeln
- 200 g Sonnenblumenkerne
- 100 g Mandelmehl
- 100 g Walnüsse
- 100 g gehackte Mandeln
- 8 Eiklar

Zubereitung:

Zuerst den Backofen auf 130 Grad vor.heizen.

Zunächst alle Zutaten, außer die Eiklar, in eine Schüssel geben und alle miteinander vermengen.

Nun die Eiklar trennen und diese zu den vermengten Zutaten geben, alles gut durch rühren.

Die Masse zu Riegeln formen und auf ein Backblech legen.

Nun für ca. 1 Stunden in den Backofen geben und goldbraun backen lassen.

Spiegelei mit grünem Spargel ~ 151 kcal

Zubereitungszeit: **20 Minuten** ☺
Portionen: **4 Personen**
Schwierigkeit: **mittel** ☺

Zutaten:

- 400 g grüner Spargel
- 4 Eier
- frische Kresse
- 4 TL Butter
- Muskat
- Salz und Pfeffer (Mühle)

Zubereitung:

Den grünen Spargel schälen und bei Bedarf von jedem Ende 2 - 3 cm ab schneiden.

Nun in zwei gleichmäßige Bündel mit Küchengarn zusammen binden.

Etwas Wasser zum Kochen bringen. Die Wassermenge sollte so viel sein, dass der Spargel gerade mit Wasser umgeben ist.

Salz, etwas Zucker und Butter dazu geben und den Spargel für ca.8 - 10 Minuten kochen.

1 TL Öl in eine Pfanne geben und darin zwei Spiegeleier anbraten.

Nun den Spargel mit einer Schaumkelle aus dem Wasser heraus heben und diesen auf Tellern anrichten. Die Spiegeleier dazu geben und alles mit Muskat, Salz, Pfeffer und frisch geschnittener Kresse würzen.

Avocadosalat mit Hähnchen ~ 475 kcal

Zubereitungszeit:	**20 Minuten** ☺
Portionen:	**4 Personen**
Schwierigkeit:	**leicht** ☺

Zutaten:

- 4 Hähnchenbrustfilets
- 6 EL Öl
- 300 g Vollmilchjoghurt
- 4-6 EL Zitronensaft
- 1-2 TL unbehandelte Zitronenschale
- 4 Römersalatherzen
- 4 mittelgroße Möhren
- 2 Avocado (ca. 150 g)
- Xucker
- edelsüßes Paprikapulver
- Salz & Pfeffer

Zubereitung:

Die Hähnchenbrustfilets mit edelsüßem Paprikapulver, Pfeffer und Salz würzen.
In einer Pfanne das Öl erhitzen und die Filets bei schwacher bis mittlerer Hitze von beiden Seiten je 7-8 Min anbraten.

Diese anschließend aus der Pfanne nehmen und die Filets in dünne Scheiben schneiden.

Inzwischen den Vollmilchjoghurt mit 2 EL Zitronensaft und der unbehandelten Zitronenschale glatt rühren und mit Salz, Pfeffer und etwas Xucker würzen.

Nun die Römersalatherzen putzen, waschen und in Stücke schneiden. Anschließend die Möhren schälen, der Länge nach halbieren und schräg in dünne Scheiben schneiden.

Die Avocado ebenfalls schälen, halbieren. Den Stein der Avocado entfernen und das Fruchtfleisch in feine Streifen schneiden.

Diese sofort mit 2 EL Zitronensaft beträufeln.

Jetzt die Möhren, Römersalat, Hähnchen und Avocado auf 2 Tellern anrichten und alles mit dem Zitronenjoghurt bedecken.

Hähnchen mit geröstetem Gemüse ~ 427 kcal

Zubereitungszeit: 40 Minuten ☺
Portionen: 4 Personen
Schwierigkeit: leicht ☺

Zutaten:

- 4 kleine Zucchini in grobe Stücke geschnitten
- 4 rote Zwiebel geviertelt
- 20 braune Champignons halbiert
- 4 rote Spitzpaprika (alternativ normale Paprika)
- 4 Hähnchenkeule am Gelenk zerteilt
- Gewürze
- Olivenöl

Zubereitung:

Die Hähnchenteile in eine Marinade aus einem guten Curry, Rosenpaprika, Kräuter, Chiliflocken, Salz und Pfeffer geben, etwas Olivenöl dazu fügen und diese für mehrere Stunden ziehen lassen.

Im Anschluss den Backofen auf 180 Grad Umluft vor heizen.
Das grob geschnittene Gemüse auf ein tiefes Backblech, in eine große Auflaufform oder einen flachen Bräter geben und alles gut vermischen.

Das Gemüse mit den gleichen Gewürzen wie bei der Hähnchenmarinade kräftig würzen, das Olivenöl über die gewürzte Gemüsemischung geben und alles mit einem Pfannenwender noch mal gut durch mischen.

Nun die gewürzten Hähnchenteile auf das Gemüse legen und alles für 40 Minuten im Ofen backen lassen.

Low Carb Champignon Cremsuppe ~ 214 kcal

Zubereitungszeit: 20 Minuten ☺
Portionen: 4 Personen
Schwierigkeit: leicht ☺

Zutaten:

- 8 Röschen Blumenkohl
- 250 g Champignons
- 2 mittelgroße Zwiebeln
- 400 ml Gemüsebrühe
- 2 EL Rapsöl
- 100 ml Milch
- Salz &Pfeffer

Zubereitung:

Die Blumenkohlröschen aus dem Blumenkohlkopf heraus trennen und abwaschen.

Die Pilze in Scheiben und die Zwiebel grob in Streifen schneiden.

Das Öl erhitzen, die Blumenkohlröschen nd die Zwiebel darin an braten und ca. 5 Minuten dünsten lassen.

Die Pilze dazu geben und diese mit braten.

Anschließend 2 EL Pilze heraus nehmen und zur Seite stellen.

Jetzt die Brühe und die Milch dazu gießen und alles mit Salz und Pfeffer würzen.

Die Suppe bitte ca. 15 Minuten garen lassen und anschließend alles pürieren.
Zu letzte die Suppe abschmecken und dies mit den entnommenen Pilzen garnieren.

Low Carb Shrimp Pasta ~ 312 kcal

Zubereitungszeit: 45 Minuten ☺
Portionen: 2 Portionen
Schwierigkeit: leicht ☺

Zutaten:

- 1 großer Spaghetti Kürbis
- Salz und Pfeffer
- 500 Gramm Shrimp (geschält & ausgenommen)
- 1 TL Olivenöl
- 1 TL Lemon Juice
- 2 TL Basilikum

Zubereitung:

Den Ofen auf 190 Grad vor heizen.

Den Spaghetti Kürbis auf ein Backblech legen und für 30 Minuten in den Ofen geben

Nach dieser Zeit das Backblech heraus nehmen abkühlen lassen.

Dann den Kürbis der Länge nach aufschneiden und mit einem Löffel die Kerne entfernen. Das restliche Fruchtfleisch mit einer Gabel heraus kratzen und in eine Schüssel geben.

Die Shrimps auf ein Backblech legen und einen Löffel Olivenöl darüber träufeln und für ca. 10 Minuten rösten.

Nun die Shrimps in die Schüssel zu den Low Carb Spaghetti geben und das Basilikum, Salz & Pfeffer zufügen, alle Zutaten gut durchmischen.

Räucherlachs mit Low Carb Reis ~ 285 kcal

Zubereitungszeit: 30 Minuten ☺
Portionen: 2 Portionen
Schwierigkeit: leicht ☺

Zutaten:

- 2 Stück Lachsfilet
- Ein Kopf Blumenkohl
- Salz und Pfeffer

Zubereitung Low Carb Reis:

Wasser in einen Kartoffeldämpfer geben und erhitzen.

Die Blätter des Blumenkohls mit einem Messer wegschneiden.

Die Röschen vom Kopf des Blumenkohls mit einem Messer entfernen.
Die einzelnen Röschen mit Hilfe eines Reibebretts in eine Schüssel reiben.

Den geriebenen Blumenkohl vorsichtig in das obere Gefäß des Kartoffeldämpfers geben und für ca. 10 – 15 Minuten dämpfen. Zwischendurch immer vorsichtig umrühren, damit die Löcher des Gefäßes nicht verstopfen und immer ausreichend Dampf durchströmen kann.

Zubereitung Lachs

2 EL Rapsöl in eine Pfanne geben und den Lachs darin anbraten.

Nach ca. 6-8 Minuten wenden Sie den Lachs und braten den Fisch von der anderen Seite an.

Abschließend Pfeffer und Salz würzen.

Eingewickelte Putenschnitzel ~ 360 kcal

Zubereitungszeit: 20 Minuten ☺
Portionen: 4 Portionen
Schwierigkeit: leicht ☺

Zutaten:

- 4 Putenschnitzel
- 2 Tomaten
- 16 Salbeiblätter
- 8 Scheiben Bacon
- 4 EL Öl
- 200 ml Weißwein
- Salz &Pfeffer

Zubereitung:

Die Tomate vom Stielansatz befreien und diese in halbe Scheiben schneiden.

Die Putenschnitzel halbieren und diese einzeln in einen Gefrierbeutel geben. Nun die Putenschnitzel mit einem Topfboden vorsichtig klopfen, wieder heraus nehmen und diese mit Pfeffer und mit Salz würzen.

Die zweite Schnitzel Hälfte darüber klappen.

Um jedes Schnitzel Päckchen je 1 Scheibe Bacon wickeln, so dass deren Anfang und Ende jeweils auf der Unterseite überlappen.

Nun das Öl in einer Pfanne erhitzen, die gewickelten Putenschnitzel mit der überlappenden Seite nach unten in die Pfanne braten bei mittlerer Hitze von jeder Seite für 10-12 Minuten.

Aus der Pfanne heraus nehmen und den Bratensatz mit Weißwein und 50 ml Wasser ablöschen. Alles einmal aufkochen lassen, salzen, pfeffern und zum Schluss die Soße zu den Putenpäckchen servieren.

Scharf gefüllte Eier ~ 190 kcal

Zubereitungszeit: 20 Minuten ☺
Portionen: 4 Portionen
Schwierigkeit: leicht ☺

Zutaten:

- 8 hart gekochte Eier
- 32 Blätter Basilikum
- 8 EL Meerrettich
- 2 EL Sahne

Zubereitung:

Die Eier an deren Unterseite anstechen und in Wasser 12 Minuten hart kochen lassen.

Nach der Kochzeit die Eier mit kaltem Wasser abschrecken, um den Garvorgang zu beenden.
Nun die Eier schälen und diese der Länge nach halbieren, das Eigelb entfernen.
Das Eigelb in eine Schüssel geben und mit einer Gabel zerdrücken.

Nun die Basilikumblätter waschen, trocken tupfen und fein hacken.

Die gehackten Basilikumblätter in die Schüssel zu dem gedrückten Eigelb geben.

Nun noch den Meerrettich und die Sahne unterrühren.

Im letzten Schritt die Masse entweder mit einem Löffel oder mit einem Spritzbeutel in die ausgehöhlten Eierhälften hinein füllen.

Fisch-Gemüse-Pfanne ~ 300 kcal

Zubereitungszeit: 15 Minuten ☺
Portionen: 2 Portionen
Schwierigkeit: leicht ☺

Zutaten:

- 600 g Fischfilet
- 8 Frühlingszwiebeln
- 200 g Zuckererbsen
- 4 Zucchini
- 400 g Champignons
- 4 TL Olivenöl
- 600 g Tomaten mit Basilikum
- 2 Bund Schnittlauch
- 8 Prisen Salz
- 8 Prisen Pfeffer

Zubereitung:

Das Fischfilet abspülen und in grobe Würfel schneiden.

Anschließend die Frühlingszwiebeln putzen, abspülen und diese dann in Ringe schneiden.

Die Zuckererbsen, Zucchini und Champignons ebenfalls putzen und alles klein schneiden.

Jetzt das Olivenöl in einer Pfanne erhitzen, das vorbereitete Gemüse darin ca. 4 Minuten anbraten und alles mit Salz und Pfeffer würzen.

Nun die Tomaten und das Basilikum hinzu geben und dies etwa 3 Minuten köcheln lassen.

Die Fischstücke einlegen und alles zugedeckt circa 5 Minuten gar ziehen lassen.

Abschließend mit Pfeffer und Salz abschmecken.

Nun den Schnittlauch in feine Röllchen schneiden und diesen über das Gericht streuen.

Low Carb Frikadellen ~ 800 kcal

Zubereitungszeit: 15 Minuten ☺
Portionen: 4 Portionen
Schwierigkeit: mittel ☺

Zutaten:

- 1 kg Hackfleisch, halb und halb
- 1 Bund Frühlingszwiebeln
- 1/2 Bund Petersilie
- 250 g Magerquark
- 1 TL Sambal Oelek
- 3 EL Parmesan, gerieben
- 1 Knoblauchzehe
- Salz und Pfeffer
- Etwas Olivenöl

Zubereitung:

Die Frühlingszwiebeln putzen und diese in sehr dünne Streifen schneiden.

Anschließend die Petersilie fein hacken.

Nun die Zutaten zu einer Masse vermischen und diese zu kleinen Bällchen formen.

Etwas Öl in die Pfanne geben und die kleinen Bällchen scharf darin anbraten.

Buntes Chilli mit Thunfisch ~ 383 kcal

Zubereitungszeit:	**15 Minuten** ☺
Portionen:	**4 Portionen**
Schwierigkeit:	**mittel** ☺

Zutaten:

- 600 g Thunfisch, Dose, im eigenen Saft
- 4 Frühlingszwiebeln
- 4 TL Olivenöl
- 4 kleine rote Paprikaschoten
- 300 g Erbsen, TK
- 300 g Mais
- 300 g Bohnen, grüne, TK
- 200 ml Chilisauce, oder Salsasauce
- 4 Chilischoten
- Etwas Salz

Zubereitung:

Zuerst die Brechbohnen in der Mikrowelle erwärmen.

Den Thunfisch abtropfen lassen. Dann die Frühlingszwiebel und die Paprika klein schneiden und in Öl anbraten.

Die gefrorenen Erbsen, grüne Bohnen und Mais dazu geben und erhitzen lassen.

Nun den Thunfisch und die Soße dazu geben, alles gut verrühren und erhitzen lassen.

Zum Schluss auch die geschnittene Chilischote dazu geben und mit Salz abschmecken.

Paprika-Schnittlauch-Dip ~ 122 kcal

Zubereitungszeit: 15 Minuten ☺
Portionen: 4 Portionen
Schwierigkeit: mittel ☺

Zutaten:

- 2 grüne Spitzpaprika
- ½ Bund Schnittlauch
- 100 g Gouda
- 400 g Tomaten aus der Dose
- Salz
- Sambal oelek

Zubereitung:

Die Spitzpaprikaschoten waschen, halbieren und entkernen. Nun die Hälfte in Würfel schneiden.

Nachdem der Schnittlauch gewaschen wurde, diesen trocken schütteln und in Röllchen schneiden.

Den Käse in eine Schüssel reiben.

Die Tomaten inklusive der Flüssigkeit in eine Schüssel geben, Salz und Pfeffer sowie Sambal oelek nach Belieben zu geben.

Die Paprikawürfel und den geriebenen Gouda unterheben. Den Dip mit Schnittlauch bestreuen und fertig ist dieser zum Servieren.

Eier mit Radieschen ~ 212 kcal

Zubereitungszeit: **15 Minuten** ☺
Portionen: **4 Portionen**
Schwierigkeit: mittel ☺

Zutaten:

- 4 mittel große Eier
- 20 Radieschen
- Etwas Petersilie zum garnieren
- Salz und Pfeffer

Zubereitung:

Die Eier hart kochen, abschrecken und anschließend schälen.

In der Zwischenzeit die Radieschen gründlich abwaschen und dann in Scheiben schneiden.

Die Eier können nach Belieben in Scheiben geschnitten werden.

Alles auf einem Teller anrichten und mit etwas Petersilie garnieren. Nach belieben mit Salz und Pfeffer würzen

Salsa-Kräuter-Filet ~ 300 kcal

Zubereitungszeit: 15 Minuten ☺
Portionen: 4 Portionen
Schwierigkeit: leicht ☺

Zutaten:

- 800 g Fischfilet
- 4 rote Paprika
- 1200 g Tomaten
- 2 Bund glatte Petersilie
- 8 EL Zitronensaft
- 2 Prisen Xucker
- 4 Zehen Knoblauch
- 4 Prisen Cayennepfeffer
- 4 TL Olivenöl
- 2 Bund Dill

Zubereitung:

Die Paprika und Tomaten abspülen, putzen und sehr fein würfeln.

Danach die Petersilie abspülen und fein hacken.

Nun den zerdrückten Knoblauch, die Hälfte Zitronensaft, Xucker, das Olivenöl und den Cayennepfeffer miteinander verrühren.
Anschließend ebenfalls Paprika, Tomaten und Petersilie untermischen.
Als nächstes das Fischfilet abspülen und mit Öl bestreichen.

Das Filet mit Pfeffer würzen. Zum Braten in eine heiße Grillpfanne geben und von jeder Seite ca. 1-2 Minuten anbraten.
Nun den Fisch mit Zitronensaft würzen und den fein gehackten Dill darüber streuen.
Nun den Fisch und die Salsa anrichten.

Scharf gefüllte Paprikaschoten ~ 340 kcal

Zubereitungszeit: 10 Minuten ☺
Portionen: 4 Portionen
Schwierigkeit: leicht ☺

Zutaten:

- 4 kleine rote Paprikaschoten
- 500g Quark (mager)
- 2 TL Creme Fraiche
- Sambal oelek

Zubereitung:

Die Paprikaschoten abwaschen und anschließend ab trocken.

Nun die Schoten halbieren und das Kerngehäuse sowie die weißen Ränder an den Schnittkanten entfernen.

Den Sambal eolek zusammen mit dem Quark in eine Schüssel geben und diese Zutaten gründlich miteinander verrühren.

Nun die Paprikahälften mit der eben zubereiteten Masse füllen.

Low Carb Waffeln ~ 379 kcal

Zubereitungszeit: **12 Minuten** ☺
Portionen: **4 Portionen**
Schwierigkeit: **leicht** ☺

Zutaten:

- 60 g Butter
- 120 g Quark
- 6 Eier
- 8 EL Eiweißpulver
- 3 EL Öl
- Etwas Xucker

Zubereitung:

Die Eier in eine Schüssel geben und schaumig schlagen. Anschließend die Butter zu geben und alles gut durchrühren.

Nun 2 EL Öl und den Quark zu geben und alle Zutaten gut durch rühren.

Nun das Eiweißpulver zu fügen und alles durch mixen.

Das Waffeleisen vor heizen und einfetten.

Etwas Teig in das Waffeleisen füllen und die Waffel schön ausbacken lassen.

Rechtliches

Impressum
Mamibody wird vertreten durch

Silke Richter
Silberbuck 7
79189 Bad Krozingen
Deutschland

Disclaimer:
Die Inhalte dieses Buches wurden mit größtmöglicher Sorgfalt erstellt. Der Anbieter übernimmt jedoch keine Gewähr für die Richtigkeit, Vollständigkeit und Aktualität der bereitgestellten Inhalte. Die Nutzung der Inhalte erfolgt auf eigene Gefahr des Nutzers

Printed in Poland
by Amazon Fulfillment
Poland Sp. z o.o., Wrocław

60349385R00221